中医临床必读丛书 重刊

素问玄机原病式

金·刘完素 撰
孙洽熙 孙峰 整理

人民卫生出版社
·北京·

版权所有，侵权必究！

图书在版编目（CIP）数据

素问玄机原病式 /（金）刘完素撰；孙洽熙，孙峰整理 . —北京：人民卫生出版社，2023.3
（中医临床必读丛书重刊）
ISBN 978-7-117-34506-4

Ⅰ. ①素… Ⅱ. ①刘…②孙…③孙… Ⅲ. ①《素问》—研究 Ⅳ. ①R221.1

中国国家版本馆 CIP 数据核字（2023）第 046195 号

人卫智网　www.ipmph.com　医学教育、学术、考试、健康，购书智慧智能综合服务平台
人卫官网　www.pmph.com　人卫官方资讯发布平台

中医临床必读丛书重刊
素问玄机原病式
Zhongyi Linchuang Bidu Congshu Chongkan
Suwen Xuanji Yuanbingshi

撰　　者：	金·刘完素
整　　理：	孙洽熙　孙　峰
出版发行：	人民卫生出版社（中继线 010-59780011）
地　　址：	北京市朝阳区潘家园南里 19 号
邮　　编：	100021
E - mail：	pmph @ pmph.com
购书热线：	010-59787592　010-59787584　010-65264830
印　　刷：	北京市艺辉印刷有限公司
经　　销：	新华书店
开　　本：	889×1194　1/32　印张：3.25
字　　数：	50 千字
版　　次：	2023 年 3 月第 1 版
印　　次：	2023 年 5 月第 1 次印刷
标准书号：	ISBN 978-7-117-34506-4
定　　价：	20.00 元

打击盗版举报电话：010-59787491　E-mail：WQ @ pmph.com
质量问题联系电话：010-59787234　E-mail：zhiliang @ pmph.com
数字融合服务电话：4001118166　E-mail：zengzhi @ pmph.com

重刊说明

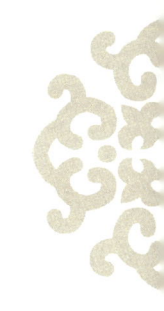

中医药学是中华民族的伟大创造,是中国古代科学的瑰宝,也是打开中华文明宝库的钥匙,为中华民族繁衍生息做出了巨大贡献,对世界文明进步产生了积极影响。中华五千年灿烂文化,"伏羲制九针""神农尝百草",中医经典著作作为中医学的重要组成部分,是中医药文化之源、理论之基、临床之本。为了把这些宝贵的财富继承好、发展好、利用好,人民卫生出版社于2005年推出了《中医临床必读丛书》(简称《丛书》)(105种),随后于2017年推出了《中医临床必读丛书》(典藏版)(30种),丛书出版后深受读者欢迎,累计印制近900万册,成为了中医药从业人员和爱好者的必读经典。

毋庸置疑,中医古籍不仅是中医理论的基础,更是中医临床坚强的基石,提高临床疗效的捷径。每一位中医从业者,无不是从中医经典学起的。"读经典、悟原理、做临床、跟名师、成大家"是中医成才的必要路径。为了贯彻落实党的二十大报告指出的促进中医药传承创新发展和《关于推进新时代古籍工作的意见》要求,传承中医典籍精华,同时针对后疫情时代中医药在护佑人民健康方面的重要性以及大众对于中医经典的重视,我们因时因势调整和完善中医古籍出版工作,因此,在传承《丛书》原貌的基础上,对105种图书进行了改版,推出《中医临床必读丛书重刊》(简称《重刊》)。为了便于读者阅读,本版尽量保留原版风格,并采用双色印刷,将"养生类著作"单列,对每部图书的导读和相关文字进行了更新和勘误;同时邀请张伯礼院士和王琦院士为《重刊》作序,具体特点如下:

1. 精选底本,校勘严谨 每种古籍均由各科专家遴选精善底本,加以严谨校勘,为读者提供精准的原文。在内容上,考虑中医临床人员的学习需要,一改过去加校记、注释、语译等方式,原则上只收原文,不作校记和注释,类似古籍的白文本。对于原文中俗体字、异体字、避讳字、古今字予以径改,不作校注,旨在使读者在研习之中渐得旨趣,体悟真谛。

2. 导读要览,入门捷径 为了便于读者学习和理解,每本书前撰写了导读,介绍作者生平、成书背景、学术特点,重点介绍该书的主要内容、学习方法和临证思维方法,以及对临床的指导意义,对书的内容提要钩玄,方便读者抓住重点,提升学习和临证效果。

3. 名家整理,打造精品 《丛书》整理者如余瀛鳌、钱超尘、郑金生、田代华、郭君双、苏礼等大部分专家都参加了我社20世纪80年代中医古籍整理工作，他们拥有珍贵而翔实的版本资料，具备较高的中医古籍文献整理水平与丰富的临床经验，是我国现当代中医古籍文献整理的杰出代表，加之《丛书》在读者心目中的品牌形象和认可度，相信《重刊》一定能够历久弥新，长盛不衰，为新时代我国中医药事业的传承创新发展做出更大的贡献。

主要分类和具体书目如下：

 经典著作

《黄帝内经素问》　　《金匮要略》
《灵枢经》　　　　　《温病条辨》
《伤寒论》　　　　　《温热经纬》

 诊断类著作

《脉经》　　　　　　《濒湖脉学》
《诊家枢要》

 通用著作

《中藏经》　　　　　《三因极一病证方论》
《伤寒总病论》　　　《素问病机气宜保命集》
《素问玄机原病式》　《内外伤辨惑论》

《儒门事亲》　　《石室秘录》
《脾胃论》　　　《医学源流论》
《兰室秘藏》　　《血证论》
《格致余论》　　《名医类案》
《丹溪心法》　　《兰台轨范》
《景岳全书》　　《杂病源流犀烛》
《医贯》　　　　《古今医案按》
《理虚元鉴》　　《笔花医镜》
《明医杂著》　　《类证治裁》
《万病回春》　　《医林改错》
《慎柔五书》　　《医学衷中参西录》
《内经知要》　　《丁甘仁医案》
《医宗金鉴》

4 各科著作

(1) 内科

《金匮钩玄》　　　　　《张氏医通》
《秘传证治要诀及类方》　《张聿青医案》
《医宗必读》　　　　　《临证指南医案》
《医学心悟》　　　　　《症因脉治》
《证治汇补》　　　　　《医学入门》
《医门法律》　　　　　《先醒斋医学广笔记》

《温疫论》　　　　　　《串雅内外编》
《温热论》　　　　　　《医醇賸义》
《湿热论》　　　　　　《时病论》

(2) 外科

《外科精义》　　　　　《外科证治全生集》
《外科发挥》　　　　　《疡科心得集》
《外科正宗》

(3) 妇科

《经效产宝》　　　　　《傅青主女科》
《女科辑要》　　　　　《竹林寺女科秘传》
《妇人大全良方》　　　《济阴纲目》
《女科经纶》

(4) 儿科

《小儿药证直诀》　　　《幼科发挥》
《活幼心书》　　　　　《幼幼集成》

(5) 眼科

《秘传眼科龙木论》　　《眼科金镜》
《审视瑶函》　　　　　《目经大成》
《银海精微》

(6) 耳鼻喉科

《重楼玉钥》　　　　　《喉科秘诀》
《口齿类要》

(7) 针灸科

《针灸甲乙经》　　　《针灸大成》
《针灸资生经》　　　《针灸聚英》
《针经摘英集》

(8) 骨伤科

《永类钤方》　　　　《世医得效方》
《仙授理伤续断秘方》　《伤科汇纂》
《正体类要》　　　　《厘正按摩要术》

⑤ 养生类著作

《寿亲养老新书》　　《老老恒言》
《遵生八笺》

⑥ 方药类著作

《太平惠民和剂局方》　《得配本草》
《医方考》　　　　　《成方切用》
《本草原始》　　　　《时方妙用》
《医方集解》　　　　《验方新编》
《本草备要》

人民卫生出版社

2023 年 2 月

序 一

党的二十大报告提出,把马克思主义与中华优秀传统文化相结合。中医药学是中国古代科学的瑰宝,也是打开中华文明宝库的钥匙。当前,中医药发展迎来了天时、地利、人和的大好时机。特别是近十年来,党中央、国务院密集出台了一系列方针政策,大力推动中医药传承创新发展,其重视程度之高、涉及领域之广、支持力度之大,都是前所未有的。"识势者智,驭势者赢",中医药人要乘势而为,紧紧把握住历史的机遇,承担起时代的责任,增强文化自信,勇攀医学高峰,推动中医药传承创新发展。而其中人才培养是当务之急,不可等闲视之。

作为中医药人才成长的必要路径,中医经典著作的重要性毋庸置疑。历代名医先贤,无不熟谙经典,并通过临床实践续先贤之学,创立弘扬新说;发皇古义,融会新知,提高临床诊治水平,推动中医药学术学科进步,造福于黎庶。孙思邈指出:"凡欲为大医,必须谙《素问》《甲乙》《黄帝针经》……"李东垣发《黄帝内经》胃气学说之端绪,提出"内伤脾胃,百病由生"的观点,一部《脾胃论》成为内外伤病证辨证之圭臬。经典者,路志正国医大师认为:原为"举一纲而万目张,解一卷而众篇明"之作,经典之所以奉为经典,一是经过长时间的临床实践检验,具有明确的临床指导作用和理论价值;二是后代医家在学术流变中,不断诠释、完善并丰富了其内涵与外延,使其与时俱进,丰富和发展了理论。

如何研习经典,南宋大儒朱熹有经验可以借鉴:为学之道,莫先于穷理;穷理之要,必在于读书;读书之法,莫贵于循序而致精;而致精之本,则又在于居敬而持志。读朱子治学之典,他的《观书有感》诗歌可为证:"半亩方塘一鉴开,天光云影共徘徊。问渠那得清如许?为有源头活水来。"可诠释读书三态:一是研读经典关键是要穷究其理,理在书中,文字易懂但究理需结合临床实践去理解、去觉悟;更要在实践中去应用,逐步达到融汇贯通,圆机活法,亦源头活水之谓也。二是研读经典当持之以恒,循序渐进,读到豁然以明的时候,才能体会到脑洞明澄,如清澈见底的一塘活水,辨病识证,仿佛天光云影,尽映眼前的境界。三是研读经典者还需有扶疾治病、济世救人之大医精诚的精神;更重要的是,读经典还需怀着敬畏之心去研读赏析,信之用之日久方可发扬之;有糟粕可弃用,但须慎之。

在这次新型冠状病毒感染疫情的防治中,疫病相关的中医经典发挥了重要作用,2020年疫情初期我们通过流调和分析,明确了新型冠状病毒感染是以湿毒内蕴为核心病机、兼夹发病为临床特点的认识,有力指导了对疫情的防治。中医药早期介入,全程参与,有效控制转重率,对重症患者采取中西医结合救治,降低了病死率,提高了治愈率。所筛选出的"三药三方"也是出自古代经典。在中医药整建制接管的江夏方舱医院中,更是交出了564名患者零转重、零复阳,医护零感染的出色答卷。中西医结合、中西药并用成为中国抗疫方案的亮点,是中医药守正创新的一次生动实践,也为世界抗疫贡献了东方智慧,受到世界卫生组织(WHO)专家组的高度评价。

经典中蕴藏着丰富的原创思路,给人以启迪。青蒿素的发明即是深入研习古典医籍受到启迪并取得成果的例证。进入新时代,国家药品监督管理部门所制定的按古代经典名方目录管理的中药复方制剂,基于人用经验的中药复方制剂新药研发等相关政策和指导原则,也助推许多中医药科研人员开始从古典医籍中寻找灵感与思路,研发新方新药。不仅如此,还有学者从古籍中梳理中医流派的传承与教育脉络,以传统的人才培养方法与模式为现代中医药教育提供新的借鉴……可见中医药古籍中的内容对当代中医药科研、临床与教育均具有指导作用,应该受到重视与研习。

我们欣慰地看到,人民卫生出版社在20世纪50年代便开始了中医古籍整理出版工作,先后经过了影印、白文版、古籍校点等阶段,经过近70年的积淀,为中医药教材、专著建设做了大量基础性工作;并通过古籍整理,培养了一大批中医古籍整理名家和专业人才,形成了"品牌权威、名家云集""版本精良、校勘精准""读者认可、历久弥新"等鲜明特点,赢得了广大读者和行业内人士的普遍认可和高度评价。2005年,为落实国家中医药管理局设立的培育名医的研修项目,精选了105种中医经典古籍分为三批刊行,出版以来,重印近千万册,广受读者欢迎和喜爱。"读经典、做临床、育悟性、成明医"在中医药行业内蔚然成风,可以说这套丛书为中医临床人才培养发挥了重要作用。此次人民卫生出版社在《中医临床必读丛书》的基础上进行重刊,是践行中共中央办公厅、国务院办公厅《关于推进新时代古籍工作的意见》和全国中医药人才工作会议精神,以实际行动加强中医古籍出版工作,注重古籍资源转化利用,促进中医药传承创新发展的重要举措。

经典之书,常读常新,以文载道,以文化人。中医经典与中华文化血脉相通,是中医的根基和灵魂。"欲穷千里目,更上一层楼",经典就是学术进步的阶梯。希望广大中医药工作者乃至青年学生,都要增强文化自觉和文化自信,传承经典,用好经典,发扬经典。

有感于斯,是为序。

中国工程院院士　国医大师
天津中医药大学　名誉校长　张伯礼
中国中医科学院　名誉院长
2023年3月于天津静海团泊湖畔

序 二

中医药典籍浩如烟海,自先秦两汉以来的四大经典《黄帝内经》《难经》《神农本草经》《伤寒杂病论》,到隋唐时期的著名医著《诸病源候论》《备急千金要方》,宋代的《经史证类备急本草》《圣济总录》,金元时期四大医家刘完素、张从正、李东垣和朱丹溪的著作《素问玄机原病式》《儒门事亲》《脾胃论》《丹溪心法》等,到明清之际的《本草纲目》《医门法律》等,中医古籍是我国中医药知识赖以保存、记录、交流和传播的根基和载体,是中华民族认识疾病、诊疗疾病的经验总结,是中医药宝库的精华。

中华人民共和国成立以来,在中医药、中西医结合临床和理论研究中所取得的成果,与中医古籍研究有着密不可分的关系。例如中西医结合治疗急腹症,是从《金匮要略》大黄牡丹汤治疗肠痈等文献中得到启示;小夹板固定治疗骨折的思路,也是根据《仙授理伤续断秘方》等医籍治疗骨折强调动静结合的论述所取得的;活血化瘀方药治疗冠心病、脑血管意外和闭塞性脉管炎等疾病的疗效,是借鉴《医林改错》等古代有关文献而加以提高的；尤其是举世瞩目的抗疟新药青蒿素，是基于《肘后备急方》治疟单方研制而成的。

党的二十大报告提出，深入实施科教兴国战略、人才强国战略。人才是全面建设社会主义现代化国家的重要支撑。培养人才，教育要先行，具体到中医药人才的培养方面，在院校教育和师承教育取得成就的基础上，我还提出了书院教育的模式，得到了国家中医药管理局和各界学者的高度认可。王琦书院拥有115位两院院士、国医大师的强大师资阵容，学员有岐黄学者、全国名中医和来自海外的中医药优秀人才代表。希望能够在中医药人才培养模式和路径方面进行探索、创新。

那么，对于个人来讲，我们怎样才能利用好这些古籍，来提升自己的临床水平？我以为应始于约，近于博，博而通，归于约。中医古籍博大精深，绝非只学个别经典即能窥其门径，须长期钻研体悟和实践，精于勤思明辨、临床辨证，善于总结经验教训，才能求得食而化，博而通，通则返约，始能提高疗效。今由人民卫生出版社对《中医临床必读丛书》(105种)进行重刊，我认为是件非常有意义的事，《重刊》校勘严谨，每本书都配有导读要览，同时均为名家整理，堪称精品,是在继承的基础上进行的创新,这无疑对提高临床疗效、推动中医药事业的继承与发展具有积极的促进作用,因此,我们也会将《重刊》列为书院教学尤其是临床型专家成长的必读书目。

韶光易逝,岁月如流,但是中医人探索求知的欲望是亘古不变的。我相信,《重刊》必将对新时代中医药人才培养和中医学术发展起到很好的推动作用。为此欣慰之至,乐为之序。

中国工程院院士　国医大师　王琦

2023 年 3 月于北京

原　序

　　中医药学是具有中国特色的生命科学,是科学与人文融合得比较好的学科,在人才培养方面,只要遵循中医药学自身发展的规律,把中医理论知识的深厚积淀与临床经验的活用有机地结合起来,就能培养出优秀的中医临床人才。

　　百余年西学东渐,再加上当今市场经济价值取向的影响,使得一些中医师诊治疾病常以西药打头阵,中药作陪衬,不论病情是否需要,一概是中药加西药。更有甚者不切脉、不辨证,凡遇炎症均以解毒消炎处理,如此失去了中医理论对诊疗实践的指导,则不可能培养出合格的中医临床人才。对此,中医学界许多有识之士颇感忧虑而痛心疾首。中医中药人才的培养,从国家社会的需求出发,应该在多种模式、多个层面展开。当务之急是创造良好的育人环境。要倡导求真求异、学术民主的学风。国家中医药管理局设立了培育名医的研修项目,第一是参师襄诊,拜名师并制订好读书计划,因人因材施教,务求实效。论其共性,则需重视"悟性"的提高,医理与易理相通,重视易经相关理论的学习；还有文献学、逻辑学、生命科学原理与生物信息学等知识的学习运用。"悟性"主要体现在联系临床，提高思辨能力，破解疑难病例，获取疗效。再者是熟读一本临证案头书，研修项目精选的书目可以任选，作为读经典医籍研修晋级保底的基本功。第二是诊疗环境，我建议城市与乡村、医院与诊所、病房与门诊可以兼顾，总以多临证、多研讨为主。若参师三五位以上，年诊千例以上，必有上乘学问。第三是求真务实，"读经典做临床"关键在"做"字上苦下功夫，敢于置疑而后验证、诠释，进而创新，诠证创新自然寓于继承之中。

中医治学当溯本求源，古为今用，继承是基础，创新是归宿，认真继承中医经典理论与临床诊疗经验，做到中医不能丢，进而才是中医现代化的实施。厚积薄发、厚今薄古为治学常理。所谓勤求古训、融会新知，即是运用科学的临床思维方法，将理论与实践紧密联系，以显著的疗效，诠释、求证前贤的理论，于继承之中求创新发展，从理论层面阐发古人前贤之未备，以推进中医学科的进步。

综观古往今来贤哲名医，均是熟谙经典、勤于临证、发皇古义、创立新说者。通常所言的"学术思想"应是高层次的成就，是锲而不舍长期坚持"读经典做临床",并且,在取得若干鲜活的诊疗经验基础上,应是学术闪光点凝聚提炼出的精华。笔者以弘扬中医学学科的学术思想为己任,绝不敢言自己有什么学术思想,因为学术思想一定要具备创新思维与创新成果,当然是在以继承为基础上的创新;学术思想必有理论内涵指导临床实践,能提高防治水平;再者,学术思想不应是一病一证一法一方的诊治经验与心得体会。如金元大家刘完素著有《素问病机气宜保命集》,自述"法之与术,悉出《内经》之玄机",于刻苦钻研运气学说之后,倡"六气皆从火化",阐发火热症证脉治,创立脏腑六气病机、玄府气液理论。其学术思想至今仍能指导温热、瘟疫的防治。严重急性呼吸综合征(SARS)流行时,运用玄府气液理论分析证候病机,确立治则治法,遣药组方获取疗效,应对突发公共卫生事件,造福群众。毋庸置疑,刘完素是"读经典做临床"的楷模,而学习历史,凡成中医大家名师者基本如此,即使当今名医具有卓越学术思想者,亦无例外。因为经典医籍所提供的科学原理至今仍是维护健康、防治疾病的准则,至今仍葆其青春,因此"读经典做临床"具有重要的现实意义。

值得指出,培养临床中坚骨干人才,造就学科领军人物是当务之急。在需要强化"读经典做临床"的同时,以唯物主义史观学习易理易道易图,与文、史、哲、逻辑学交叉渗透融合,提高"悟性",指导诊疗工作。面对新世纪,东学西渐是另一股潮流,国外学者研究老聃、孔丘、朱熹、沈括之学,以应对技术高速发展与理论相对滞后的矛盾日趋突出的现状。譬如老聃是中国宇宙论的开拓者,惠施则注重宇宙中一般事物的观察。他解释宇宙为总包一切之"大一"与极微无内之"小一"构成,大而无外小而无内,大一寓有小一,小一中又涵有大一,两者相兼容而为用。如此见解不仅对中医学术研究具有指导作用,对宏观生物学与分子生物学的连接,纳入到系统复杂科学的领域至关重要。近日有学者撰文讨论自我感受的主观症状对医学的贡献和医师参照的意义;有学者从分子水平寻求直接调节整体功能的物质,而突破靶细胞的发病机制;有医生运用助阳化气、通利小便的方药同时改善胃肠症状,治疗幽门螺杆菌引起的胃炎;还有医生使用中成药治疗老年良性前列腺增生,运用非线性方法,优化观察指标,不把增生前列腺的直径作为唯一的"金"指标,用综合量表评价疗效而获得认许,这就是中医的思维,要坚定地走中国人自己的路。

人民卫生出版社为了落实国家中医药管理局设立的培育名医的研修项目,先从研修项目中精选20

种古典医籍予以出版,余下 50 余种陆续刊行,为我们学习提供了便利条件,只要我们"博学之,审问之,慎思之,明辨之,笃行之",就会学有所得、学有所长、学有所进、学有所成。治经典之学要落脚临床,实实在在去"做",切忌坐而论道,应端正学风,尊重参师,教学相长,使自己成为中医界骨干人才。名医不是自封的,需要同行认可,而社会认可更为重要。让我们互相勉励,为中国中医名医战略实施取得实效多做有益的工作。

2005 年 7 月 5 日

导 读

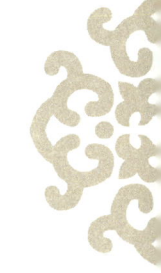

《素问玄机原病式》,金·刘完素撰,约成书于南宋孝宗淳熙八年辛丑(金大定二十一年,即公元1181年),初刊于淳熙十三年丙午(金大定二十六年,即公元1186年)前后,是阐发刘氏火热学术观点的代表作。本书既对中医理论之火热为病方面做了详尽的论述,对中医临床有很大的指导意义,也为后世温病学说的形成奠定了理论基础。是中医教学、科研、临床工作者重要的参考书籍之一。

一、《素问玄机原病式》与作者

本书作者刘完素,名完素,字守真,自号通玄处士,河北省河间市人,故世称"刘河间",并以"河间"名重天下,乃金元四大医学家之首。约生于北宋徽宗宣和二年庚子(1120)至南宋宁宗庆元六年庚申(1200)之间,享年80岁左右。刘氏自"二十有五,志在《内经》,日夜不辍,殆至六旬"。数十年的刻苦研习,加之其丰富的临床实践,终于"目至心灵,大有开悟",使其于

《内经》，尤其是其中的五运六气，深有灵悟，洞悉运气有常有变及其对发病之影响。根据《素问》病机十九条，加之北方地高天寒，"其民淳朴，习于勤苦，兼以饮食醇酞，久而蕴热"，病则因"寒包火"而病热者居多的客观实际情况，强调火热为病，力倡"六气皆从火化"，力辟《太平惠民和剂局方》用药燥热之偏。主张辛凉解表，泄热益阴，善用寒凉药物，"尊之经，断自我"，创制凉血解毒、泄热益阴"奇而妥"之方剂，以应火热之疾。"左右逢源，百发百中"，自成一家。从而创立了祖国医学著名的火热学说，成为金元四大医学家之一。这一学说，不仅造福了当代，且对后世影响深远，为明清之际温病学说的形成，奠定了理论基础。

为伸己说，刘氏以《素问》病机十九条176字，加其所补之"诸涩枯涸，干劲皴揭，皆属于燥"等，演为277字，以为纲领，极力阐发，反复辩难，凡两万余言，而成《素问玄机原病式》一书。由于本书大旨主于火热，力倡"六气皆从火化"，因之可谓是刘氏火热学说的代表作，对后世温热学说的形成大有启迪作用，奠定了温病学说的理论基础，是研习刘氏学术、温病学说的珍籍。

本书自问世以来，即以其鲜明的学术观点，极高的学术价值，深受医者青睐，延至当今，依然如此，深受中医教学、科研、临床工作者喜爱。历代刻刊甚多，流传甚广，据《全国中医图书联合目录》等记载，现在国内所存之历代刻本达二十种之多，中华人民共和国成立后出版的各种版本，也有数十种。

据史料所载，刘氏医著甚丰，自撰及其门人、私淑者编撰的著述，除本书外，还有《素问要旨论》《黄帝素问宣明论方》《素问病机气宜保命集》《伤寒直格》《伤寒标本心法类萃》《三消论》《河间伤寒心要》《刘河间伤寒医鉴》《河间刘先生十八剂》《治病心印》《素问药注》和《保童秘要》等。因年移代革，灾害兵燹，后4种已失传，诚为憾事。海内现存的本书及前8种，20世纪80年代初，被卫生部列入重点中医古籍整理出版规划，并定为国家级中医科研项目下达给在下。余率同道，收集海内所存之重要版本及孤本（如《素问要旨论》清刻本等），精校细勘，历时5年，圆满完成此辑校工作，名之曰《河间医集》，人民卫生出版社已于1998年1月出版，繁体竖排精装本。此书乃首次将刘氏海内所存的医著，经精校细勘、精当训释而集成者，医界同仁及广大读者，如欲全面了解刘氏的生平事迹，学术思想，医学建树，阅之即得。

二、主要学术观点及对临床的指导意义

本书包括五运主病、六气为病两部分。五运主病

部分,简约而篇幅小,六气为病部分,浩繁而篇幅大。五运主病部分,论述主气(脏气)偏盛所致之疾病,六气为病部分,论述客气(风、热、湿、火、燥、寒等外邪)偏盛所致之疾病。刘氏以《素问》病机十九条,加其所补之"诸涩枯涸,干劲皴揭,皆属于燥",演为277字为纲,分为肝木、心火、脾土、肺金、肾水、风类、热类、湿类、火类、燥类、寒类等,条分缕析,详加阐释,反复辩难,探微诀奥,彰显《素问》病机之幽微,并以之指导临床治疗。

五运主病之纲曰:"诸风掉眩,皆属肝木。诸痛痒疮疡,皆属心火。诸湿肿满,皆属脾土。诸气膹郁,病痿,皆属肺金。诸寒收引,皆属肾水。"与《素问》病机十九条基本相同,惟将痿病归之于肺金。刘氏释之曰:"痿,谓手足痿弱,无力以运动也……由肺金本燥,燥之为病,血液衰少,不能荣养百骸故也。"与《素问·痿论》"肺热叶焦,则皮毛虚弱急薄,着则生痿躄也"相符,可见刘氏本之《素问》。六气为病之纲曰:"诸暴强直,支痛缜戾,里急筋缩,皆属于风(风类)。""诸病喘呕吐酸,暴注下迫转筋,小便浑浊,腹胀大,鼓之如鼓,痈疽疡疹,瘤气结核,吐下霍乱,瞀郁肿胀,鼻窒鼽衄,血溢血泄,淋闷,身热恶寒战栗,惊惑悲笑谵妄,衄蔑血汗,皆属于热(热类)。""诸痉项强,积饮病膈中满,霍乱吐下,体重胕肿,肉如泥,按之不起,皆属于湿(湿类)。""诸热瞀瘛,暴喑冒昧,躁扰狂越,骂詈惊骇,胕肿疼酸,气逆冲上,禁栗,如丧神守,嚏呕,疮疡,喉痹,耳鸣及聋,呕涌溢,食不下,目昧不明,暴注䐜瘛,暴病暴死,皆属于火(火类)。""诸涩枯涸,干劲皴揭,皆属于燥(燥类)。""诸病上下所出水液,澄彻清冷,癥瘕㿗疝,坚痞腹满急痛,下利清白,食已不饥,吐利腥秽,屈伸不便,厥逆禁固,皆属于寒(寒类)。"刘氏既曰"类",乃属归类者,因之与《素问》病机十九条相比,内容大增。对《素问》六气为病之病机作如此归类者,惟独刘氏,是其独创,是这位医学革新者主要建树之一。其释文广引博采,取类比象,深入浅出,反复辩难,以伸己说。尤其对《素问》火热病机,阐发透彻精湛,使人耳目一新。其所补"诸涩枯涸,干劲皴揭,皆属于燥",与《素问》病机十九条若符节之合,足见刘氏对《素问》病机研究之深透,造诣之高深。

纵观全书释文,五运主病部分,详于肝木、心火、肺金而疏于脾土、肾水;六气为病部分,详于热类、火类而疏于风类、湿类、燥类、寒类。由此可见,刘氏学术,精于火热为病。

然六气为病各"类"提纲之末的小字释文,即风类末之"厥阴风木,乃肝胆之气也",热类末之"手少阴君火之热,乃真心、小肠之气也",湿类末之"足太阴湿土,乃脾胃之气也",火类末之"少阳相火之热,乃心包络、三焦之气也",燥类末之"阳明燥金,乃肺与大肠之气也",寒类末之"足太阳寒水,乃肾与膀胱之气也",与《素问》不符。《素问》经文为:厥阴风木,手厥阴心包,足厥阴肝;少阴君火,手少阴心,足少阴肾;少阳相火,手少阳三焦,足少阳胆;太阴湿土,手太阴肺,足太阴脾;阳明燥金,手阳明大肠,足阳明胃;太阳寒水,手太阳小肠,足太阳膀胱。而刘氏之风类、热类、湿类、火类、燥类、寒类提纲内容,也分别系六气外侵,致使肝与心包、心与肾、脾与肺、胆与三焦、胃与大肠、膀胱与小肠之气偏盛之临床表现,因之在下认为,当本之《素问》,刘氏之论,仅是一家之言尔。后世医书,关于相火之说,尤为混乱,有谓肝为相火者,有谓肾为相火者,有谓心包为相火者,恐受刘氏此说影响有关。相火,仅手少阳三焦、足少阳胆二者。胆本甲木,然五行之气,木能生火,胆气之郁,最易化火,病则现相火亢旺之相。如《伤寒论》少阳提纲:"少阳之为病,口苦,咽干,目眩也。"乃伤寒三日,表不解,风寒之邪传于少阳之经,经气郁滞,内传胆腑,胆以甲木化生相火使然。其治,仲景虽未明言,然推之当系黄芩汤,君黄芩,臣芍药,共奏清泄相火之功,则口苦咽干目眩立愈。推之,内伤之眩晕,因血压高所致者,中医本科教材谓之肝阳上亢所致,实为甲木(胆)化生相火,相火上炎使然,即胆火上炎所致者。投之黄芩,立竿见影,由此也可证眩晕乃胆火(相火)上炎所致。

三、如何学习《素问病机原病式》

学习刘氏此书,当与《素问》对照学习。对照此书提纲与《素问》经文异同之处,从中领会刘氏归类优在哪里。遇《素问》经文与本书提纲不同之处,不要轻易断为刘氏篡改经文,因近千年前刘氏所本之《素问》版本,可能优于当今之《素问》通行本,亦未可知。对照此书释文与古今诠释《素问》诸大家之说,以判断孰是孰非,孰优孰劣,取其精准,为我所用。

世上任何事物都是一分为二的,刘氏此书,也不例外。此书之优点造诣,前已尽述,在此不赘,仅就其不足者,举例说明,以供读者参考。如吐酸一症,刘氏在此书提纲中数次提到,均谓火热所为,归之火热类内。虽刘氏此说本之《素问》,然《素问》所谓"属火",有指虚火、虚热者,刘氏则不然,统指为实火、实热。尽管不排除刘氏所处地域时代与《内经》作者有异,当年刘氏通过临床观察确属火热所为者,然与当今临床所见不尽相符,学者慎勿将刘氏之说囫囵吞枣,施之临床,因而致误。征之临床,吐酸之症,绝大部分因脾肾湿寒所致,而非火热。虽因脾湿肾寒、肝脾郁陷而致胆胃上逆,化生相火,相火上炎,而见口苦咽干,口渴思饮,胆木横冲,携其相火,克伐胃土,而见胃灼嘈杂,酷似火热,然此乃虚热。热在肝胆(肝胆互为表里,此由胆热及肝者),而不在脾胃,究其脾胃,实属虚寒,观其虽渴而不思饮,饮而不多,且喜热饮可知。以健脾利湿、温胃除酸、暖肾潜阳之品治之,立竿见影。若依刘氏之论,统以清热泄火、益阴伐阳之品治之,其身体尚健者泛酸益剧,身体渐虚,其身体虚弱者,非但泛酸益剧,甚者有致败之虞。前人谓:"是书亦因地因时,各明一义,补前人所未及耳。医者拘泥成法,不察虚实,概以攻伐戕生气,譬诸检谱角觝,宜其致败,其过实不在谱也。""刘氏之术,利于松柏而不利于蒲柳。""偏主于热,岂能尽六气之变乎,遂令后世喜用寒凉,伐天和而罔悟,伊谁之咎也。"诚哉斯言,实刘氏医术之镜鉴也。

西安市中医医院　孙洽熙
2005 年 3 月

整理说明

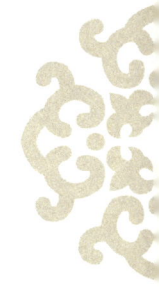

《素问玄机原病式》,简称《原病式》,又名《素问玄机》,金·刘完素撰,成书于南宋孝宗淳熙八年辛丑(金大定二十一年,即公元1181年)前后,初刊于淳熙十三年丙午(1186)之前,早已失传。历代刻刊甚多,据《全国中医图书联合目录》等记载,海内现存者记有宣德本、嘉靖本等二十多种刻本。此次整理以宣德本为底本,其内容不删节,不改篇,以保持本书之原貌。

此次整理做了以下工作:

1. 底本中确系明显的错字、讹字、俗字、别字及笔画小误者(如日月曰混淆,己已巳不分等),均予径改,不出校记。

2. 底本错讹脱衍,需辩明者,则据校本改正或增删,并出注说明,可改可不改者,一般不改,出注录以校本之文,以供读者参考。

3. 刘氏引用他书之文献,多有删节或缩写改动。凡不失原意者,置之不论,以保持本书原貌;出入较大或错讹者,均据其出处改正,并出注说明。

4. 对原文的异体字、通假字、古今字一律径改,不出注文。

5. 本书原为繁体竖排版,本次出版,将繁体字一律改为规范的简体字,同时将竖排版改为横排版。

6. 原书方剂中"右件……",径改为"上件……"。

笔者才疏学浅,孤陋寡闻,虽经悉心校勘,不遗余力,然谬误之处,仍在所难免。敬盼大家同道,广大读者,不吝赐教,加以斧正。此书但能对读者了解刘氏学术建树,研究刘氏学术思想有所帮助,则余愿足矣。

自 序

夫医教者,源自伏羲,流于神农,注于黄帝,行于万世,合于无穷,本乎大道,法乎自然之理。孔安国序《书》曰:伏羲、神农、黄帝之书,谓之三坟,言大道也,少昊、颛顼、高辛、唐、虞之书,谓之五典,言常道也。盖五典者,三坟之末也,非无大道,但专明治世之道;三坟者,五典之本也,非无常道,但以大道为体,常道为用,天下之事毕矣。然而玄机奥妙,圣意幽微,浩浩乎不可测,使之习者虽贤智明哲之士,亦非轻易可得而悟矣。

洎乎周代,老氏以精大道,专为道教,孔子以精常道,专为儒教,由是儒道二门之教著矣,归其祖,则三坟之教一焉。儒道二教之书,比之三坟之经,则言象义理,昭然可据,而各得其一意也。故诸子百家,多为著述,所宗之者,庶博知焉。

呜呼!余之医家,自黄帝之后,二千五百有余年。汉末之魏,有南阳太守张机仲景,恤于生民多被伤寒之疾损害横夭,因而辄考古经,以述《伤寒卒病方论》一十六卷,使后之学者,有可依据。然虽所论未备诸病，仍为要道，若能以意推之，则思过半矣。且所述者众，所习者多，故自仲景至今，甫仅千岁，凡著述医书，过往古者八九倍矣。夫三坟之书者，大圣人之教也，法天象地，理合自然，本乎大道。仲景者，亚圣也，虽仲景之书未备圣人之教，亦几于圣人，文亦玄奥，以致今之学者，尚为难焉。故今人所习，皆近代方论而已，但究其末，而未求其本。况仲景之书，复经晋太医王叔和撰次遗方，宋开宝中，节度使高继冲编集进上。虽二公操心用智，自出心意，广其法术，杂于旧说，亦有可取，其间或失仲景本意，未符古圣之经，愈令后人学之难也。况仲景之世四升，乃唐宋之一升，四两为之一两，向者人能胜毒，及多㕮咀，汤剂有异今时之法，故今人未知其然，而妄谓时世之异，以为无用，而多不习焉。唯近世朱奉议多得其意，遂以本仲景之论，而兼诸书之说，编集作《活人书》二十卷。其门多，其方众，其言直，其类辩，使后学者易为寻检施行，故今之用者多矣。然而其间亦有未合圣人之意者，往往但相肖而已，由未知阴阳变化之道，所谓木极似金，金极似火，火极似水，水极似土，土极似木者也。故经曰：亢则害，承乃制，谓己亢过极，则反似胜己之化也。俗未之知，认似作是，以阳为阴，失其意也。嗟夫！医之妙用，尚在三坟，观夫后所著述者，必欲利于后人，非但矜炫而已,皆仁人之心也,非不肖者所敢当。其间互有得失者,由乎言本求其象,象本求其意,意必合其道,故非圣人而道未全者,或尽其善也鲜矣,岂欲自涉非道而乱圣经,以惑人志哉!

自古如视圣伏羲画卦,非圣人孰能明其意,二万余言足,周文王方始立象演卦,而周公述爻,后五百余年,孔子以作《十翼》,而《易》书方完。然后易为推究,所习者众,而注说者多。其间或所见不同,而互有得失者,未及于圣,窃窥道教故也。易教体乎五行八卦,儒教存乎三纲五常,医家要乎五运六气,其门三,其道一,故相须以用,而无相失,盖本教一而已矣。若忘其根本,而求其华实之茂者,未之有也。故经曰:夫五运阴阳者,天地之道也,万物之纲纪,变化之父母,生杀之本始,神明之府也,可不通乎!《仙经》曰:大道不可以筹算,道不在数故也。可以筹算者,天地之数也,若得天地之数,则大道在其中矣。经曰:天地之至数,始于一而终于九,数之可十,推之可百,数之可千,推之可万,万之大,不可胜数,然其要一也。又云:知其要者,一言而终,不知其要,流散无穷。又云:至数之机,迫迮而微,其来可见,其往可追,敬之者昌,慢之者亡,无道行私,必得夭殃。又云:治不法天之纪,地之理,则灾害至矣。又云:不知年之所加,气之盛衰,虚实之所起,不可以为工矣。由是观之,则不知运气,而求医无失者,鲜矣。

今详《内经·素问》,虽已校正改误音释,往往尚有失古圣之意者。愚俗闻之,未必不曰:尔何人也,敢言古圣贤之非!嗟夫!圣人之所为,自然合于规矩,无不中其理者也。虽有贤哲,而不得自然之理,亦岂能尽善而无失乎?况经秦火之残文,世本稀少,故自仲景之后,有缺第七一卷,天下至今无复得其本。然虽存者,布行于世,后之传写镂版,重重差误,不可胜举。以其玄奥,而俗莫能明,故虽舜讹,而孰知之。故近代勅勒孙奇、高宝衡、林亿等校正,孙兆改误。其序有言曰:正谬误者六千余字,增注义者二千余条。若专执旧本,以谓往古圣贤之书,而不可改易者,信则信矣,终未免泥于一隅。及夫唐·王冰次注序云:世本纰谬,篇目重叠,前后不伦,文义悬隔,施行不易,披会亦难,岁月既淹,袭以成弊。或一篇重出而别立二名,或两论并合而都为一目,或问答未已而别树篇题,或脱简不书而云世厥,重经合而冠针服,并方宜而为咳篇,隔虚实而为逆从,合经络而为论要,节皮部而为经络,退至教以先针,诸如此流,不可胜数。又曰:其中简脱文断,义不相接者,搜求经论,有所迁移,以补其处。篇目坠缺,指事不明者,量其意趣,加字以昭其义。篇论吞并,义不相涉,厥漏名目者，区分事类，别目以冠篇首。君臣请问，理义乖失者，考校尊卑，增益以光其意。错简碎文，前后重叠者，详其旨趣，削去繁杂，以存其要。辞理秘密，难粗论述者，别撰《玄珠》，以陈其道。凡所加字，皆朱书其文，使今古必分，字不杂揉。然则岂但仆之言哉！设若后人或怒王冰、林亿之辈言旧有讹谬者，弗去其注，而惟攻其经，则未必易知而过其意也。

然而王冰之注，善则善矣，以其仁人之心，而未备圣贤之意，故其注或有失者也。由是校正改误者，往往证当王冰之所失，其间不见其失而不以改证者，不为少矣，虽称校正改误，而或自失者，亦多矣。呜呼！不惟注未尽善，而王冰迁移加减之经，亦有臆说，而不合古圣之意者也。虽言凡所加字，皆朱书其文，既传于后，即世文皆为墨字也。凡所改易之间，或不中其理者，使智哲以理推之，终莫得其真意，岂知未达真理而不识其伪所致也。近世所传之书，若此说者多矣。然而非其正理而求其真意者，未之有也，但略相肖而已。虽今之经与注皆有舛讹，比之旧者，则亦易为学矣。若非全元起本及王冰次注，则林亿之辈，未必知若是焉。后之智者，多因之也。今非先贤之说者，仆且无能知之。盖因诸旧说而方入其门，耽玩既久，而粗见得失。然诸旧失，而今有得者，非谓仆之明也。

因诸旧说之所得者，以意类推而得其真理，自见其伪，亦皆古先圣贤之道也，仆岂生而知之者哉！

夫别医之得失者，但以类推运气造化之理，而明可知矣。观夫世传运气之书多矣，盖举大纲，乃学之门户，皆歌颂钤图而已，终未备其体用，及互有得失，而惑人志者也。况非其人，百未得于经之一二，而妄撰运气之书传于世者，是以矜己惑人而莫能彰验，致使学人不知其美，俾圣经妙典日远日豫，而习之者鲜矣。悲夫！世俗或以谓运气无征，而为惑人之妄说者，或但言运气为大道玄机，若非生而知之，则莫能学之者，由是学者寡而知者鲜。设有攻其本经，而后有注说雕写之误也，况乎造化玄奥之理，未有比物立象以详说者也。仆虽不敏，以其志慕兹道，而究之以久，略得其意。惜乎天下尚有未若仆之知者，据乎所见，而辄伸短识。本乎三坟之圣经，兼以众贤之妙论，编集运气要妙之说，十万余言，九篇三部，勒成一部，命曰《内经运气要旨论》，备见圣贤经之用矣。然妙则妙矣，以其妙道，乃为对病临时处方之法。犹恐后学未精贯者，或难施用，复宗仲景之书，率参圣贤之说，推夫运气造化自然之理，以集伤寒杂病脉证方论之文，一部三卷，十万余言，目曰《医方精要宣明论》。凡有世说之误者，详以此证明之，庶令学者真伪自分，而易为得用。且运气者，得于道同，盖明大道之一也。观夫医者，唯以别阴阳虚实，最为枢要识病之法，以其病气归于五运六气之化，明可见矣。仅率经之所言二百余字，兼以语辞，二百七十七言，绪归五运六气而已。大凡明病阴阳虚实，无越此法。虽已并载前之二帙，复虑世俗多出妄说，有违古圣之意，今特举二百七十七字，独为一本，名曰《素问玄机原病式》。遂以比物立象，详论天地运气造化自然之理，注二万余言，仍以改正世俗谬说。虽不备举其误，其意足可明矣，虽未备论诸疾，以此推之，则识病六气阴阳虚实，几于备矣。盖求运气言象之意，而得其自然神妙之情理。

《易》曰：书不尽言，言不尽意，然则圣人之意，其不可见乎！子曰：圣人立象以尽意，设卦以尽情伪，系辞焉以尽其言，变而通之以尽利，鼓之舞之以尽神。《老子》曰：不出户，知天下，不窥牖，见天道，其出弥远，其知弥少，盖由规矩而取方员也。夫运气之道者，犹诸此也。嗟夫！仆勉述其文者，非但欲以美于己而非于人，矜于名而苟于利也，但贵学者易为晓悟而行无枉错耳。如通举《内经运气要旨论》及《医方精要宣明论》者，欲令习者求其备也。其间或未臻其理者，幸冀将来君子以改正焉。但欲同以宣扬古圣之妙道，而普救后人之生命尔。

素问玄机原病式序

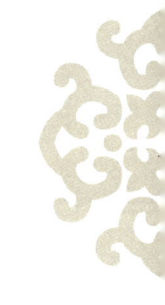

夫梓人之巧,不能逃绳墨之式,冶者之工,不能出规模之制,故绳墨规模者,天下之通用,古今之不易,本圣人之所制作者也。且医道幽微,玄之又玄,典人性命,非圣人孰能与于此。原自伏羲,得《河图》之象,始画八卦,引而伸之,触类而长之,天下之能事毕矣。因而重之为六十四卦,则天地三才之道,万物之象备焉。故轩辕得之,谓人寿命,本道统天地阴阳造化而生,其寿夭修短,莫不有数。能持而守之者,得尽终其数,不能持守,恣情纵欲,忧患所伤,以致夭亡者,不为少矣。故与天师岐伯参酌天地,三阴三阳,六气行运,一岁十二月之间,分布在人,为手足三阴三阳十二经,左右之要会,作八十一篇,垂为世范,名曰《内经·素问》。至今用之,而为医家绳墨规模者也。故知其要者,一言而终,不知其要者,流散无穷,盖知要之人鲜矣。

粤自守真先生者,本河间人也,姓刘,名完素,字守真。夙有聪慧,自幼年耽嗜医书。千经百论,往往过目无所取,皆谓非至道造化之书。因披玩《素问》

一经，朝勤夕思，手不释卷，三五年间，废寝忘食，参详其理。至于意义深远，研精覃思，期于必通。一日，于静室中澄神宴坐，沉然毕虑，探索难解之义，神识否冥。似寤寐间，有二道士者，自门而入，授先生美酒一小盏，若橡椀许，咽而复有，如此三二十次，咽不能尽。二道者笑曰：如厌饫，反吐于盏中。复授道者，倒于小葫中。道者出，恍然一醒，觉而亦酒香，杳无所据。急于内外追之，不见。而后因至心灵，大有开悟。此说几乎诞妄，默而不言，以仆为知言，先生故以诚告。与夫史称扁鹊遇长桑君，饮药，以此视病，尽见五脏癥结，特以诊脉为名，亦何异焉！因著医书《内经运气要旨论》《医方精要宣明论》二部，总一十七万余言，精微浩瀚，造化详悉。而又述习医要用《直格》，并药方，已版行于世。外又作《素问玄机原病式》，并注二万余言。特采撮至真要大论一篇病机气宜之说，撮其枢要，自成一家，精贯古今，无非神授。盖天之未丧斯文也，复生其人，发明医道。乃今时五宗教之师，以致于此，莫不效验。直明五运六气之至要，伤寒杂病之指归。其言简，其理明，易为披究，足以察阴阳二证之隐显，医家前后之得失。如《式》中所说：木极似金、火极似水之类，谓亢则害，承乃制，郁极乃发，变化之理，大为要妙，非智者焉能及此。可谓旨意昭昭，万举万全,神圣工巧,能事毕矣,真知要之书也。但见今之医人,窃用先生诸药,得效者众多。以今十数年,犹殆其名,耻言凉药,谓去热药为非,不称其人,反成毁谤。其道难行也如此,哀哉!哀哉!是知中人以下,不可以语上,信矣。

仆自幼年,气弱多病,医书脉证,粗明所以。天德四年,在中都监修大内,正患腰脚疼痛之疾。殆时二年,服食汤药,皆姜附硫黄,种种热燥之药,中脘脐下,艾炷十数,终无一效,愈觉膝寒胃冷,少力多睡,饮食日少,精神日衰。询诸名医,众口一辞,佥曰肾部虚寒,非热药不能疗,及自体究,亦觉恶寒喜暖,但知此议为是。因谘后医董系者,彼云肾经积热,气血不通故也。泊与谈论,惟举五行旨略,黔断语言,用药治病,止五七方而已,其余医书脉诀,一无所有。仆意寡学不通之人,不能信之。及试用通经凉药,但脏腑滑利,伏困愈甚,以至舍而不问。后相识数月,见治诸人伤寒杂病,止用寒凉疏通乎医,十医十愈,其应如神。贫者酬劳,辞而不受,及有周急之者。以此渐渐信之,日加敬重,似有所得。再论脚疾,彼陈五行造化胜负伏造真理,始似唤醒,洒然不疑,方肯听信。再用辛甘寒药,泻十二经之积热,日三四服,通利十余行。数十日后,觉痛减,饮食有味,精力爽健,非旧日之比。心甚喜，怃服药不辍。迤逦觉热，热势滋甚。自后饮食服饵，皆用寒凉，数年之间，疾去热除，神清体健。以此知平昔将摄失宜，医药差错之过也。举世医工，亦未尝语此。自尔处病用药，治身治家，及其他亲识外人，但来求医，不避巇危，意无图报，专一治疗，无不痊愈。大率计之，三十有余年间，所疗伤寒，三二日至五七日间，使之和解痊安者，可四五千人，汗前汗后，诸般恶证，危笃至死，众医不救者，活及二百余人。百发百中，千不失一，率因董医始以传授，次得《玄机原病式》，大明终始，开发良多。在后亲见守真先生，详加请益，参推要妙，愈究愈精。始知董氏之学，始得先生《原病式》简要之书施行故也，兼传泽承贶者，乃先生门下高弟子，真良医也！并已过世，同为一家，与世医可谓冰炭。自天德五年以后，董氏医名大著，传闻远近，病者生，危者安，士夫之家，极为推重，十数年间，所获数万。其举荐称扬，仆有力焉。

仆自是应历任所，不惜此书，教授诸医，复与开说《素问》要妙至理，使之解悟，改革前非，以救生灵之疾病。至于士人有求问学医者，仆皆一一直与传授，使知要妙治法及方。伊等虽不能通明造化，但能用药治病，得验者亦不下百数。

大定二十二年，予自京兆运使移邢台。下车视事之余，擢医者数人，与说《素问》，兼授以知要之法。众中有孙执中者，尤为好事。一日，请求《原病式》，欲为之开版，广传于世，庶几普救生民夭横之厄，兼证医家从来所传相习之非。予悯其仁者之用心，欣而授之。非唯得截要治法历行于世，兼以揄扬先生特达奇才，独得要妙造化之理，著成方书，流行于世，岂非规模绳墨者欤？又非《活人书》之较焉？

呜呼！自秦越人、张仲景之后，迨今千数余年，此道湮沦。苟非斯人，真伪混淆，似是而非，触目而已。有孙子彼告，予愿为之后序，故不揆狂斐，而作是语，聊以旌表先生事业之万一云。

时大定二十二年九月□日安国军节度使开国侯程道济序

目录

五运主病 ·· 1

六气为病 ·· 4
    风类 ·· 4
    热类 ·· 4
    湿类 ·· 23
    火类 ·· 24
    燥类 ·· 42
    寒类 ·· 44

五运主病

诸风掉音吊。眩,皆属肝木。

掉,摇也,眩,昏乱旋运也,风主动故也。所谓风气甚而头目眩运者,由风木旺,必是金衰不能制木,而木复生火。风火皆属阳,多为兼化,阳主乎动,两动相搏,则为之旋转。如春分至小满,为二之气,乃君火之位,自大寒至春分,七十三日,为初之气,乃风木之位,故春分之后,风火相搏,则多起飘风,俗谓之旋风是也。四时皆有之,由五运六气,千变万化,冲荡击搏,安得失时,而便谓之无也,但有微甚而已。人或乘车跃马,登舟环舞而眩运者,其动不正,而左右纡曲,故经曰:曲直动摇,风之用也。眩运而呕吐者,风热甚故也。

诸痛痒疮疡,皆属心火。

人近火气者,微热则痒,热甚则痛,附近则灼而为疮,皆火之用也。或痒痛如针轻刺者,犹飞迸火星灼之然也。痒者,美疢也。故火旺于夏,而万物蕃鲜荣美也,炙之以火,渍之以汤,而痒转甚者,微热之所使也。因而痒去者,热令皮肤纵缓,腠理开通,阳气得泄,热散而去故也。或夏热皮肤痒,而以冷水沃之，不去者，寒能收敛，腠理闭密，阳气郁结，不能散越，怫热内作故也。痒得爬而解者，爬为火化，微则亦能令痒，甚则痒去者，爬令皮肤辛辣，而属金化，辛能散，故金化见则火力分而解矣。或云痛为实、痒为虚者，非谓虚为寒也，正谓热之微甚也。或疑疮疡皆属火热，而反腐烂出脓水者，何也？犹谷肉果菜，至于热极，则腐烂而溃为汙水也。溃而腐烂者，水之化也。所谓五行之理，过极则胜己者反来制之，故火热过极，则反兼于水化。又如盐能固物，令不腐烂者，咸寒水化，制其火热，使不过极，故得以固也。万物皆然。

诸湿肿满，皆属脾土。

地之体也土，湿极盛则痞塞肿满。物湿亦然，故长夏属土，则庶物隆盛也。

诸气膹郁，病痿，皆属肺金。

膹，谓膹满也。郁，谓奔迫也。痿，谓手足痿弱，无力以运动也。大抵肺主气，气为阳，阳主轻清而升，故肺居上部，病则其气膹满奔迫，不能上升。至于手足痿弱，不能收持，由肺金本燥，燥之为病，血液衰少，不能荣养百骸故也。经曰：手指得血而能摄，掌得血而能握，足得血而能步。故秋金旺则雾气蒙郁，而草木萎落,病之象也。萎,犹痿也。

诸寒收引,皆属肾水。

收敛引急,寒之用也,故冬寒则拘缩矣。

六气为病

风　类

诸暴强直，支痛缓_{音软}。戾，里急筋缩，皆属于风。厥阴风木，乃肝胆之气也。

暴，卒也，虐害也。强，劲有力而不柔和也。直，筋劲强也。支痛，支持也，坚固支持，筋挛不柔而痛也。缓戾，缓，缩也，戾，乖戾也，谓筋缩里急，乖戾失常而病也。然燥金主于紧敛短缩劲切，风木为病，反见燥金之化，由亢则害，承乃制也，况风能胜湿，而为燥也。亦十月风病势甚，而成筋缓者，燥之甚也。故诸风甚者，皆兼于燥。

热　类

诸病喘呕吐酸，暴注下迫转筋，小便浑浊，腹胀大，鼓之如鼓，痈疽疡疹，瘤气结核，吐下霍乱，瞀郁肿胀，鼻窒鼽衄，血溢血泄，淋闷，身热恶寒战栗，惊惑悲笑谵妄，衄蔑血汗，皆属于热。手少阴君火之热，乃真心、小肠之气也。

喘，火气甚为夏热，衰为冬寒，故病寒则气衰而息微，病热则气甚而息粗。又，寒水为阴，主乎迟缓，热火为阳，主乎急数，故寒则息迟气微，热则息数气粗，而为喘也。呕，胃膈热甚则为呕，火气炎上之象也。吐酸，酸者，肝木之味也，由火盛制金，不能平木，则肝木自甚，故为酸也。如饮食热，则易于酸矣。或言吐酸为寒者，误也。又如，酒之味苦而性热，能养心火，故饮之则令人色赤气粗，脉洪大而数，语涩谵妄，歌唱悲笑，喜怒如狂，冒昧健忘，烦渴呕吐，皆热证也，其吐必酸，为热明矣。况热则五味皆厚，经曰：在地为化，化生五味，皆属土也。然土旺胜水，不能制火，则火化自甚，故五味热食，则味皆厚也。是以肝热则口酸，心热则口苦，脾热则口甘，肺热则口辛，肾热则口咸，或口淡者，胃热也。胃属土，土为万物之母，故胃为一身之本，淡为五味之本。然则吐酸，其为寒者欤？所以妄言为寒者，但谓多伤生鞕黏滑，或伤冷物，而喜噫醋吞酸，故俗医主于温和脾胃。岂知经言：人之伤于寒也，则为病热，盖寒伤皮毛，则腠理闭密，阳气怫郁，不能通畅，则为热也。故伤寒身表热者，热在表也，宜以麻黄汤类甘辛热药发散，以使腠理开通，汗泄热退而愈也。凡内伤冷物者，或即阴胜阳，而为病寒者，或寒热相击，而致肠胃阳气怫郁，而为热者，亦有内伤冷物，而反病热，得大汗，热泄身凉而愈也。或微而不为他病，止为中酸，俗谓之醋心是也，法宜温药散之，亦犹解表之义，以使肠胃结滞开通，怫热散而和也。若久喜酸而不已，则不宜温之，宜以寒药下之，后以凉药调之，结散热去，则气和也。所以中酸不宜食黏滑油腻者，是谓能令阳气壅塞郁结，不通畅也。如饮食在器，覆盖，热而自酸矣。宜食粝食蔬菜，能令气之通利也。

暴注，卒暴注泄也。肠胃热甚，而传化失常，火性疾速，故如是也。下迫，后重里急，窘迫急痛也。火性急速，而能燥物故也。转筋，经云：转，反戾也，热气燥烁于筋，则挛瘛而痛，火主燔灼，燥动故也。或以为寒客于筋者，误也。盖寒虽主于收引，然止为厥逆禁固，屈伸不便，安得为转筋也。所谓转者，动也，阳动阴静，热证明矣。夫转筋者，多因热甚，霍乱吐泻所致。以脾胃土衰，则肝木自甚，而热燥于筋，故转筋也。大法，渴则为热，凡霍乱转筋，而不渴者，未之有也。或不因吐泻，但外冒于寒，而腠理闭密，阳气郁结，怫热内作，热燥于筋，则转筋也。故诸转筋，以汤渍之，而使腠理开泄，阳气散，则愈也。因汤渍而愈，故俗反疑为寒者，误也。

小便混浊，天气热则水混浊，寒则清洁，水体清而火体浊故也。又如，清水为汤，则自然浑浊也。腹胀大，鼓之如鼓，气为阳，阳为热，气甚则如是也。

痈，浅而大也。经曰：热胜血，则为痈脓也。疽，深而恶也。疡，有小头疮也。疹，浮小瘾疹也。瘤气，赤瘤、丹熛，热胜气也。结核，火气热甚，则郁结坚鞭，如果中核也。不必溃发，但令热气散，则自消矣。

吐下霍乱，三焦为传化之道路，热气甚则传化失常，而吐泻霍乱，火性燥动故也。或云热无吐泻，止是停寒者，误也。大法，吐泻，烦渴为热，不渴为寒。或热吐泻始得之，亦有不渴者。若不止，则亡液，而后必渴。或寒本不渴，若亡津液过多，则亦燥而渴也。但寒者脉当沉细而迟，热者脉当实大而数。或损气亡液过极，则脉亦不能实数，而反弱缓，虽尔，亦为热矣。又曰：泻白为寒，青黄红赤黑，皆为热也。盖泻白者，肺之色也，由寒水甚而制火，不能平金，则金肺自甚，故色白也。如浊水凝冰，则自然清莹而明白。利色青者，肝木之色也，由火甚制金，不能平木，则木肝自甚，故色青也。或言利色青为寒者，误也。仲景法曰：少阴病，下利青水，色纯青者，热在里也，大承气汤下之，及夫小儿热甚急惊，利色多青，为热明矣。利色黄者，由火甚则水必衰，而脾土自旺，故色黄也。利色红为热者，心火之色也。或赤者，热深甚也。至若利色黑，亦言为热者，由火热过极，则反兼水化制之，故色黑也。如伤寒阳明病，热极则日晡潮热，甚则不识人，循衣摸床，独语如见鬼状，法当大承气汤下之。大便不黑者易治，黑者难治。诸痢同法。然辨痢色以明寒热者，更当审其饮食药物之色。如小儿病热，吐利霍乱,其乳未及消化,而痢尚白者,不可便言为寒,当以脉证别之。大法,泻痢,小便清白不涩为寒,赤色者为热。又,完谷不化,而色不变,吐利腥秽,澄澈清冷,小便清白不涩,身凉不渴,脉迟细而微者,寒证也。谷虽不化,而色变非白,烦渴,小便赤黄,而或涩者,热证也。凡谷消化者,无问色及他证,便为热也。寒泄而谷消化者,未之有也,由寒则不能消化谷也。或火性疾速而热甚,则传化失常,谷不能化而飧泄者,亦有之矣。仲景曰:邪热不杀谷,然热得于湿,则飧泄也。或言下利白为寒,误也。若果为寒,则不能消谷,何由反化为脓也! 所谓下痢,谷反为脓血,如世之谷肉果菜,湿热甚则自然腐烂溃发,化为污水。故食于腹中,感人湿热邪气,则自然溃发,化为脓血也。其热为赤,热属心火故也。其湿为黄,湿属脾土故也。燥郁为白,燥属肺金也。经曰:诸气膹郁,皆属于肺,谓燥金之化也。王冰注曰:郁谓奔迫,气之为用,金气同之。然诸泻痢,皆兼于湿,今反言气燥者,谓湿热甚于肠胃之内,而肠胃怫热郁结,而又湿主乎痞,以致气液不得宣通,因以成肠胃之燥,使烦渴不止也。假如下痢赤白,俗言寒热相兼,其说犹误。岂知水火阴阳寒热者,犹权衡也,一高则必一下,一盛则必一衰,岂能寒热俱甚于肠胃,而同为痢乎! 如热生疮疡,而出白脓者,岂可以白为寒欤! 由其在皮肤之分,属肺金,故色白也。

次在血脉之分，属心火，故为血痢也。在肌肉，属脾土，故作黄脓。在筋部，属肝木，故其脓色入苍。深至骨，属肾水，故紫黑血出也。各随五脏之部，而现五色，是谓标也，本则一，出于热，但分深浅而已。大法，下迫窘痛，后重里急，小便赤涩，皆属燥热，而下痢白者，必多有之，然则为热明矣。或曰：白痢既为热病，何故服辛热之药，亦有愈者耶？盖辛热之药，能开发肠胃郁结，使气液宣通，流湿润燥，气和而已。然病微者可愈，甚者郁结不开，其病转加而死矣。凡治热甚吐泻，亦然。夫治诸痢者，莫若以辛苦寒药治之，或微加辛热佐之则可，盖辛热能发散开通郁结，苦能燥湿，寒能胜热，使气宣平而已，如钱氏香连丸之类是也。故治诸痢者，黄连、黄柏为君，以其至苦大寒，正主湿热之病。乃若世传辛热金石毒药，治诸吐泻下痢，或有愈者，以其善开郁结故也。然虽亦有验者，或不中效，反更加害。凡用大毒之药，必是善药不能取效，不得已而用之可也。幸有善药，虽不能取效，但有益而无损者，何必用大毒之药，而谩劳巇崄也！经曰：宁小勿其大，宁善勿其毒，此之谓也。至如带下之理，犹诸痢也，但分经络与标之殊，病之本气则一。举世皆言白带下为寒者，误矣。所谓带下者，任脉之病也。经曰：任脉者，起于中极之下，以上毛际，循腹里，上关元，至咽喉，上颐，循面，入目，络舌。任脉自胞上过带脉，贯脐而上,然其病所发,正在过带脉之分,而淋沥以下,故曰带下也。赤白与下痢义同,而无寒者也。大法,头目昏眩,口苦舌干,咽嗌不利,小便赤涩,大便秘滞,脉实而数者,皆热证也。凡带下者,亦多有之,果为病寒,岂能若此!

经曰:亢则害,承乃制,谓亢过极,则反兼胜己之化,制其甚也。如以火炼金,热极则反为水,又如六月热极,则物反出液而湿润,林木流津。故肝热甚则出泣,心热甚则出汗,脾热甚则出涎,肺热甚则出涕,肾热甚则出唾,犹煎汤,热甚则沸溢,及热气熏蒸于物,而生津者也。故下部任脉,湿热甚者,津液涌溢,而为带下也。且见俗医治白带下者,但依近世方论,而用辛热之药。病之微者,虽或误中,能令郁结开通,气液宣行,流湿润燥,热散气和而愈。其或势甚,而郁结不能开通者,旧病转加,热证新起,以至于死,终无所悟。曷若以辛苦寒药,按法治之,使微者甚者皆得郁结开通,湿去燥除,热散气和而愈,无不中其病而免加其害。且如一切怫热郁结者,不必止以辛甘热药能开发也。如石膏、滑石、甘草、葱、豉之类寒药,皆能开发郁结,以其本热,故得寒则散也。夫辛甘热药,皆能发散者,以力强开冲也,然发之不开者,病热转加也。如桂枝、麻黄类辛甘热药,攻表不中病者,其热转甚也。是故善用之者,须加寒药,不然则恐热甚发黄、惊狂或出矣。如表热当发汗者,用辛甘热药,苟不中病,尚能加害，况里热郁结，不当发汗，而误以热药发之不开者乎！又如，伤寒表热怫郁，燥而无汗，发令汗出者，非谓辛甘热药属阳，能令汗出也，由怫热郁结开通，则热蒸而自汗出也。不然，则平人表无怫热者服之，安有如斯汗出也！其或伤寒日深，表热入里，而误以辛甘热药汗之者，不惟汗不能出，而又热病转加，古人以为当死者也。又如，表热服石膏、知母、甘草、滑石、葱、豉之类寒药，汗出而解者，及热病半在表、半在里，服小柴胡汤寒药，能令汗出而愈者，热甚，服大柴胡汤下之，更甚者，小承气汤、调胃承气汤、大承气汤下之，发黄者，茵陈蒿汤下之，结胸者，陷胸汤、丸下之，此皆大寒之利药也，反能中病，以令汗出而愈。然而中外怫热郁结，燥而无汗，岂但由辛甘热药为阳，而能开发汗出也，况或病微者，不治自然作汗而愈者也。所以能令作汗之由者，但怫热郁结，复得开通，则热蒸而作汗也。凡治上下中外一切怫热郁结者，法当仿此。随其浅深，察其微甚，适其所宜而治之，慎不可悉如发表，但以辛甘热药而已。大抵人既有形，不能无病，有生不能无死，然而病者，当按法治之。其有病已危极，未能取效者，或已衰老，而真气倾竭，不能扶救而死者，此则非医者之过也。若阴阳不审，标本不明，误投汤药，实实虚虚，而致死者，谁之过欤！且如酒之味苦而性热，能养心火，久饮之，则肠胃怫热郁结，而气液不能宣通，令人心腹痞满，不能多食。酒气内发，而不能宣通于肠胃之外，故喜噫而或下气也。腹空，水谷衰少，则阳气自甚，而又洗漱劳动，兼汤渍之，则阳气转甚，故多呕而或昏眩也，俗云酒隔病耳。夫表里怫热郁结者，得暖则稍得开通而愈，得寒则转闭而病加，由是喜暖而恶寒。今酒隔者，若饮冷酒，或酒不佳，或不喜而强饮者，肠胃郁结转闭，而满闷不能下也。或至饮兴者，或热饮醇酒者，或喜饮者，能令郁结开通，善多饮也。因而过醉，则阳气益甚，而阴气转衰，酒力散则郁结转甚，而病加矣。夫中酒热毒，反热饮以复投者，令郁结得开，而气液皆复得宣通也。凡酒病者，必须续续饮之，不然则病甚，不能饮，郁结不得开故也。凡郁结甚者，转恶寒而喜暖，所谓亢则害，承乃制，而阳极反似阴者也。俗未明之，因而妄谓寒病，误以热药攻之，或微者郁结开通，而不再结，气利而愈也，甚者稍得开通，而药力尽则郁结转甚也，其减即微，其加即甚。俗无所悟，但云药至即稍减，药去即病加，惟恨药小，未能痊除，因而志心服之，以至怫热太甚，则中满腹胀而䐜肿也。若小便涩而湿热内甚者，故发黄也，犹物湿热者，蒸之而发黄也。世俗多用巴豆大毒热药以治酒隔者，以其辛热能开发肠胃之郁结也。微者结散而愈，甚者郁结不开，怫热转甚，而病加也。恨其满闷，故多服以利之，或得结滞开通而愈者，以其大毒性热。然虽郁结得开,奈亡血液,损其阴气,故或续后怫热再结,而病转甚者也。因思得利时愈,而复利之,如前之说,以利三五次,间则阴气衰残,阳热太甚,而大小便赤涩发黄,腹胀肿满也,或湿热内甚,而时复濡泄也。或但伤饮食,而怫热郁结,亦如酒病,转成水肿者,不为少矣。终不知怫热内作,则脉必沉数而实。法当辛苦寒药治之,结散热退,气和而已。或热甚郁结,不能开通者,法当辛苦寒药下之,热退结散,而无郁结也。所谓结者,怫郁而气液不能宣通也,非谓大便之结硬耳。或云水肿者,由脾土衰虚,而不能制其肾水,则水气妄行,而脾主四肢,故水气游走,四肢身面俱肿者,似是而实非也。夫治水肿腹胀,以辛苦寒药为君,而大利其大小便也。经曰:中满者,治之于内,然则岂为脾土之虚也!此说与《素问》相反。经曰:诸湿肿满,皆属脾土,又云:太阴所主,胕肿,又云:湿胜则濡泄,甚则水闭胕肿,皆所谓太阴脾土湿气之实甚也。又,经曰:诸胀腹大,皆属于热,又云:诸病胕肿,疼酸惊骇,皆属于火,又曰:热胜则胕肿,皆所谓心火实热,而安得言脾虚不能制肾水之实甚乎!故诸水肿者,湿热之相兼也。如六月,湿热太甚,而庶物隆盛,水肿之象,明可见矣。故古人制以辛苦寒药治之,盖以辛散结而苦燥湿,以寒除热而随其利,湿去结散,热退气和而已。所以妄谓脾虚不能制其肾水者,但谓数下致之,又多水液故也,岂知巴豆热毒,耗损肾水阴气,则心火及脾土自甚,湿热相抟,则怫郁痞隔,小便不利,而水肿也。更宜下之者,以其辛苦寒药,能除湿热怫郁痞隔故也。亦由伤寒下之太早,而热入以成结胸者,更宜陷胸汤、丸寒药下之。又如,伤寒误用巴豆热毒下之,而热势转甚,更宜调胃承气汤寒药下之者也。若夫世传银粉之药,以治水肿而愈者,以其善开怫郁痞隔故也,慎不可过度而加害尔!况银粉亦能伤牙齿者,谓毒气感于肠胃,而精神气血水谷不能胜其毒,故毒气循经上行而至齿龈嫩薄之分,则为害也。上下齿缝者,足阳明胃之经也,凡用此药,先当固剂尔。或云阴水遍身,而又恶寒,止是寒者,非也。经言:少阴所主,为惊惑,恶寒战栗,悲笑谵妄,谓少阴君火热气之至也。详见下文恶寒战栗论中。

瞀,昏也,热气甚则浊乱昏昧也。郁,怫郁也,结滞壅塞,而气不通畅,所谓热甚则腠理闭密而郁结也。如火炼物,热极相合,而不能相离,故热郁则闭塞而不通畅也。然寒水主于闭藏,而今反属热者,谓火热亢极,则反兼水化制之故也。肿胀,热盛于内,则气郁而为肿也,阳热气甚,则腹胀也。火主长而高茂,形貌彰显,升明舒荣,皆肿胀之象也。

鼻窒,窒,塞也,火主䐜胀肿胀,故热客阳明,而鼻中膜胀，则窒塞也。或谓寒主闭藏，妄以鼻窒为寒者，误也。盖阳气甚于上，而侧卧则上窍通利而下窍闭塞者，谓阳明之脉，左右相交，而左脉注于右窍，右脉注于左窍，故风热郁结，病偏于左，则右窍反塞之也。俗不知阳明之脉左右相交，注于鼻孔，但见侧卧则上窍通利，下窍窒塞，反疑为寒尔。所以否泰之道者，象其肺金之盈缩也。鼽者，鼻出清涕也。夫五行之理，微则当其本化，甚则兼有鬼贼，故经曰亢则害，承乃制也。《易》曰：燥万物者，莫熯乎火。以火炼金，热极而反化为水，及身热极，则反汗出也，水体柔顺，而寒极则反冰如地也，土主湿阴云雨而安静，土湿过极，则反为骤注烈风雨淫溃也，木主温和而生荣，风大则反凉而毁折也，金主清凉，秋凉极而万物反燥也，皆所谓过极则反兼鬼贼之化，制其甚也。由是肝热甚则出泣，心热甚则出汗，脾热甚则出涎，肺热甚则出涕，肾热甚则出唾也。经曰：鼻热者，出浊涕。凡痰、涎、涕、唾稠浊者，火热极甚，销铄致之然也。或言鼽为肺寒者，误也。彼但见鼽、嚏、鼻窒冒寒则甚，遂以为然，岂知寒伤皮毛，则腠理闭密，热极怫郁，而病愈甚也。衄者，阳热怫郁，干于足阳明而上热甚，则血妄行，为鼻衄也。血溢者，上出也。心养于血，故热甚则血有余而妄行。或谓呕吐紫凝血为寒者，误也。此非冷凝，由热甚销铄，以为稠浊，而热甚则水化制之，故亦见黑，而为紫也。血泄，热客下焦，而大小便血也。

淋，小便涩痛也，热客膀胱，郁结不能渗泄故也。或曰小便涩而不通者为热，遗尿不禁者为冷，岂知热客于肾部，干于足厥阴之经，廷孔郁结极甚，而气血不能宣通，则痿痹而神无所用，故液渗入膀胱而旋溺遗失，不能收禁也。经曰：目得血而能视，耳得血而能听，手得血而能摄，掌得血而能握，足得血而能步，脏得血而能液，腑得血而能气，夫血随气运，气血宣行，则其中神自清利，而应机能为用矣。又曰：血气者，人之神，不可不谨养也，故诸所运用，时习之则气血通利，而能为用，闭壅之则气血行微，而其道不得通利，故劣弱也。若病热极甚，则郁结而气血不能宣通，神无所用，而不遂其机。随其郁结之微甚，有不用之大小焉。是故目郁则不能视色，耳郁则不能听声，鼻郁则不能闻香臭，舌郁则不能知味，至如筋痿骨痹，诸所出不能为用，皆热甚郁结之所致也。故仲景论少阴病热极曰：溲便遗失，狂言，目反直视者，肾先绝也。《灵枢经》曰：肾主二阴，然水衰虚，而怫热客其部分，二阴郁结，则痿痹而神无所用，故溲便遗失而不能禁之，然则热证明矣。是故世传方论，虽曰冷淋，复用榆皮、黄芩、瞿麦、茯苓、通草、鸡苏、郁李仁、栀子之类寒药治之而已。其说虽妄，其方乃是，由不明气运变化之机，宜乎认是为非也。或谓：患淋而服茴香、益智、滑石、醇酒，温药而愈者，然则非冷欤！殊不知此皆利小便之要药也，盖醇酒、益智之性虽热，而茴香之性温，滑石之性寒，所以能开发郁结，使气液宣通，热散而愈也。闷，俗作秘，大便涩滞也。热耗其液，则粪坚结，而大肠燥涩紧敛故也。谓之风热结者，谓火甚制金，不能平木，则木自旺故也。或大便溏而闷者，燥热在于肠胃之外，而湿热在内故也，义同泄痢后重之义，见下迫论中。

身热恶寒，此热在表也。邪在表而浅，邪畏其正，故病热而反恶寒也。或言恶寒为寒在表，或言身热恶寒为热在皮肤，寒在骨髓者，皆误也。仲景法曰：无阳病寒，不可发汗，又言：身热恶寒，麻黄汤汗之，汗泄热去，身凉即愈，然则岂有寒者欤！又如热生痈肿疮疡，而恶寒者，亦由邪热在于表也。虽尔，不可汗之，故仲景曰：患疮者，汗之则作痉。大法，烦躁多渴，欲寒恶热，为病热也。亦有亢则害，承乃制之，则病热甚而反觉其冷者也。虽觉其冷，而病为热，实非寒也。其病热郁甚而反恶寒，得寒转甚而得暖少愈者，谓暖则腠理疏通而阳气得散，怫热少退，故少愈也。其寒则腠理闭密，阳气怫郁，而热转甚，故病加尔。上下中外，周身皆然。俗因之妄谓寒病，误以热药投之，为害多矣。假令或因热药，以使怫热稍散，而少愈者，药力尽则病反甚也。其减则微，其加则甚，俗无所悟，但云服之而获效，力尽而病加，因而加志服之，由是诸热病皆生矣。阳热发则郁甚于上，故多目昏眩，耳聋鸣，上壅癫疾。上热甚而下热微，俗辈复云肾水衰弱，不能制心火，妄云虚热也。抑不知养水泻火，则宜以寒，反以热药，欲养肾水，而令胜退心火，因而成祸，不为少矣，可不慎欤！战者，动摇，火之象也。阳动阴静，而水火相反，故厥逆禁固，屈伸不便，为病寒也。栗者，寒冷也。或言寒战为脾寒者，未明变化之道也。此由心火热甚，亢极而战，反兼水化制之，故寒栗也。然寒栗者，由火甚似水，实非兼有寒气也，故以大承气汤下之。多有燥粪，下后热退，则战栗愈矣。或平人冒极寒而战栗者，由寒主闭藏，而阳气不能散越，则怫热内作故也，如冬寒而地中反暖也。或云冬阳在内而阴在外，故地上寒而地中暖，夏则反此者，乃真理也。假令冬至为地阴极而生阳上升，至夏则阳在上而阴在地中者，当地上热而地中寒可也，奈何夏至为天阳极而生阴下降，至冬则入地反暖，地上反寒欤？或曰冬后阳升而出，则阴降而入，夏后阳降而入，则阴升而出者，乃妄意也。如冬至子正一阳生，而得其复䷗，《易》：地雷复卦。至于巳则阴绝而六阳备，是故得其纯乾䷀，八纯乾。夏至午正则一阴生，而得垢䷫，天风垢。至于亥则阳绝而六阴备,是故得其纯坤☷☷。八纯坤。至于冬至,则阳复也。然子后面南,午后面北,视卦之爻,则子后阳升,午后阴降明矣,安得反言冬后阴降而夏后阳降耶！所谓四时天气者,皆随运气之盛衰也。然岁中五运之气者,风暑燥湿寒,各主七十三日五刻,合为期岁也。岁中六部之主位者,自大寒至春分属木,故温和而多风也,春分至小满属君火,故暄暖也,小满至大暑属相火,故炎热也,大暑至秋分属土,故多湿阴云雨也,秋分至小雪属金,故凉而物燥也,小雪至大寒属水,故寒冷也,然则岂由阴阳升降于地之内外乎！其地中寒燠者,经言火热主于出行,寒水主于闭藏,故天气热则地气通泄而出行,故地中寒也,犹人汗出之后体凉,天气寒则地气凝冻而闭塞,气难通泄,故怫郁而地中暖也。经言：人之伤于寒也,则为病热。又如水本寒,寒极则水冰如地,而冰下之水,反不寒也,冰厚则水温,即闭藏之道也。或大雪加冰,闭藏之甚,则水大温而鱼乃死矣。故子正一阳生,而至于正月寅,则三阳生而得其泰☷☰,地天泰。泰者,通利而非否塞也,午后一阴生,而至于七月申,则三阴生而得其否☰☷,天地否。否者,否塞而非通泰也。然而否极则泰,泰极则否,故六月泰极,则地中至寒,十二月否极,则地中至暖。然则地中寒暖,明可见焉,故知人之冒于寒而内为热者,亦有之矣。或问曰:人冬阳在内而热,夏阴在内而寒者,何也?答曰:俗已误之久矣。夫一身之气,皆随四时五运六气而盛衰,而无相反矣,适其脉候,明可知也。如夏月心火生而热,则其脉滑数洪大而长,烦热多渴,岂为寒也!余候皆然。或平人极恐而战栗者,由恐为肾志,其志过度,则劳伤本脏,故恐则伤肾,肾水衰则心火自甚,而为寒栗也。又如,酒苦性热,养于心火,故饮之过多,则心火热甚,而为战栗,俗谓之酒噤也。经曰:阳并于阴,阴则实而阳明虚,阳虚则寒栗而鼓颔也。注曰:阳并于阴,言阳气入于阴分也。阳明,胃脉也,故不足则恶寒战栗而鼓颔振动也。然阳明经络在表而主于肌肉,而气并于里,故言阳明虚也。又,经曰:夫疟之始发也,阳气并于阴,当是时,阳虚阴实,而外无阳气,故先寒栗也。阴气逆极,则复出之阳,阳与阴复并于外,则阴虚而阳实,故先热而渴。然阴气逆极,则复出之阳者,是言阳为表而里为阴也。其气复出,而并之于表,非谓阴寒之气出之于表,而反为阳热也。又,经曰:夫疟气者,并于阳则阳胜,并于阴则阴胜,阴胜则寒,阳胜则热。然气并于阳而在于表,故言阳胜,气并于阴而在于里,故言阴胜,此乃表里阴阳之虚实,非寒热阴阳之胜负,但阳气之出入耳。如伤寒病日深,表证已罢,而热入于里，若欲作大汗，则阳气必须出之于外，郁极乃发。而阳热大作于里，亢则害，承乃制，故为战栗，而后阳气出之于表，则蒸热作而腠理开，大汗泄而病气已矣。或战栗无汗而愈者，必因发汗吐下亡津液过多，则不能作汗，但热退气和而愈也。或不战栗而汗解者，虽因日深，表热不罢，内外俱热，阳不并阴，而外气不衰，里无亢极，故无害，承乃制，则无战栗也。或不战栗而亦无汗愈者，阳不并阴，而气液虚损故也。故诸战栗者，表之阳气与邪热并甚于里，热极而水化制之，故寒栗也。虽尔，为热极于里，乃火极而似水化也。

惊，心卒动而不宁也。火主于动，故心火热甚也。虽尔，止为热极于里，乃火极似水，则喜惊也。反兼肾水之恐者，亢则害，承乃制故也。所谓恐则喜惊者，恐则伤肾而水衰，心火自甚，故喜惊也。惑，疑惑犹预浊乱，而志不一也。象火参差而惑乱，故火实则水衰，失志而惑乱。志者，肾水之神也。悲，肺金之志也。金本燥，能令燥者火也。心火主于热，喜痛，故悲痛苦恼者，心神烦热躁乱，而非清静也。所以悲哭而五液俱出者，火热亢极，而反兼水化制之故也。夫五脏者，肝心脾肺肾也。五脏之志者，怒喜悲思恐也，悲，一作忧。若志过度，则劳伤本脏。凡五志所伤，皆热也。如六欲者，眼耳鼻舌身意也。七情者，喜怒哀乐惧恶欲，一作好爱恶。情之所伤,则皆属火热。所谓阳动阴静,故形神劳则躁不宁,静则清平也,是故上善若水,下愚若火。先圣曰:六欲七情,为道之患,属火故也。如中风偏枯者,由心火暴甚,而水衰不能制之,则火能克金,金不能克木,则肝木自甚,而兼于火热,则卒暴僵仆,多因五志七情过度,而卒病也。又如,酒醉而热,则五志七情竞起。故经曰:战栗、惊惑、悲笑、谵妄、歌唱、骂詈、癫狂,皆为热病也,故热甚癫狂者,皆此证也。笑,蕃茂,鲜淑,舒荣,彰显,火之化也。故喜为心火之志也,喜极而笑者,犹燔烁火喜而鸣,笑之象也,故病笑者,火之甚也。或心本不喜,因侮戏而笑者,俗谓之冷笑。由是违己心则喜笑,涉人非道而伐之,使惭然失志。或以轻手扰人颈腋腹胁股腘足跗,令人痒而笑者,由动乱扰挠,火之用也。静顺清谧,水之化也,皮肤彰显之分,属于火也,嫩薄隐藏之分,属于水也,以火用挠其水分,使人惭然失志而痒,则水衰火旺而为笑也。以手自挠而不笑者,不羞不痒故也。然羞惭而痒者,心火之化也。人失信志则羞惭者,水衰火实故也。志与信者,肾水之化也。但痒而不羞,羞而不痒,皆不能为笑者,化微不能变动故也。谵,多言也。言为心声,犹火燔而鸣,故心火热则多言,犹醉而心热,故多言也。或寐而多言者,俗云睡语,热之微也。若热甚,则虽睡寐而神昏不清,则谵妄也。自汗惊悸咬牙皆然。所谓寐则营卫不能宣行于外,而气郁于内,是故里热发也。夫上善若水,下愚如火,故六欲七情,上善远之,而下愚迁之。其梦中喜怒哀乐惧恶欲之七情,非分而过,其不可胜者,寐则内热郁甚故也。凡人梦者,乃俗云梦中之梦,离道愈远,梦之觉者,尚为道之梦也,故成道是为大觉,则六欲七情,莫能干也。古人言,梦者,神迷也。热病而能迁七情者,水衰道远故也。妄,虚妄也。火为阳,故外清明而内浊昧,其主动乱,故心火热甚,则肾水衰而志不精一,虚妄见闻,而自为问答,则神志失常,如见鬼神也。或以鬼神为阴,而见之则为阴极阳脱而无阳气者,妄意之言也。

衄衊血汗,血出也。汗者,浊也。心火热极,则血有余,热气上甚,则为血溢,热势亢极,则燥而汗浊,亢则害,承乃制,则色兼黑而为紫也。

湿 类

诸痉强直,积饮痞隔中满,霍乱吐下,体重胕肿,肉如泥,按之不起,皆属于湿。足太阴湿土,乃脾胃之气也。

诸痉强直,筋劲强直,而不柔和也。土主安静故也。阴痉曰柔痉,阳痉曰刚痉。亢则害,承乃制,故湿过极,则反兼风化制之。然兼化者虚象,而实非风也。

积饮,留饮积蓄,而不散也。水得燥则消散,得湿则不消,以为积饮也,土湿主否故也。痞与否同,不通泰也,谓精神营卫气血津液出入流行之纹理闭密,而为痞也。隔,阻滞也,谓肠胃隔绝,而传化失其常也。中满,湿为积饮痞隔,而土主形体,位在中央,故中满也。

霍乱吐下,湿为留饮痞隔,而传化失常,故甚则霍乱吐泻也。

体重,轻清为天,重浊为地,故土湿为病,则体重宜也。胕肿,肉如泥,按之不起,泥之象也。土过湿,则为泥。湿为病也,积饮痞隔中满,霍乱吐下,体重,故甚则胕肿矣。

火　类

诸热瞀瘛,暴喑冒昧,躁扰狂越,骂詈惊骇,胕肿疼酸,气逆冲上,禁栗,如丧神守,嚏呕,疮疡,喉痹,耳鸣及聋,呕涌溢,食不下,目昧不明,暴注瞤瘛,暴病暴死,皆属于火。手少阳相火之热,乃心包络三焦之气也。

瞀,昏也,如酒醉而心火热甚,则神浊昧而瞀昏也。瘛,动也,惕跳动瘛,火之体也。

暴喑,猝痖也。肺金主声,故五行惟金响。金应于乾,乾为天,天为阳,为健,为动,金本燥,为涸,为收，为敛，为劲切，为刚洁，故能诸鸣者，无越于此也。凡诸发语声者，由其形气之鼓击也。鼓击者，乃健动之用也。所谓物寒则能鸣者，水实制火，火不克金也。其或火旺水衰，热乘肺金，而神浊气郁，则暴喑而无声也。故经言：内夺而厥，则为喑俳，此肾虚也。俳者，废也。冒昧，非触冒，乃昏冒也。昧，昏暗也。气热则神浊冒昧，火之体也。

躁扰，躁动烦热，扰乱而不宁，火之体也。热甚于外，则肢体躁扰，热甚于内，则神志躁动，返复癫狂，一作颠倒。懊憹心烦，不得眠也。或云呕哕而为胃冷心疼者，非也。故烦心心痛者，腹空热生而发，得食热退而减也。或逆气动躁者，俗谓之咽喉，由水衰火旺，而犹火之动也。故心胸躁动，谓之怔忡，俗云心忪，皆为热也。狂越，狂者，狂乱而无正定也，越者，乖越理法，而失常也。夫外清而内浊，动乱参差，火之体也，静顺清朗，准则信平，水之体也，由是肾水主志，而水火相反，故心火旺则肾水衰，乃失志而狂越也。或云重阳者狂，重阴者癫，则与《素问》之说不同也。经注曰：多喜为癫，多怒为狂。然喜为心志，故心热甚则多喜而为癫也，怒为肝志，火实制金，不能平木，故肝实则多怒而为狂也。况五志所发皆为热，故狂者五志间发，但怒多尔！凡热干中，则多干阳明胃经也。经曰：

阳明之厥,则癫疾欲走,腹满不得卧,面赤而热,妄言。又曰:阳明病,洒洒振寒,善伸数欠,或恶人与火,闻木音则惕然而惊,心欲动,独闭户牖而处,欲上高而歌,弃衣而走,贲响腹胀,骂詈不避亲疏。又,经曰:热中消中,皆富贵人也,今禁膏粱,是不合其心,禁芳草、石药,是病不愈,愿闻其说。岐伯曰:芳草之气美,石药之气悍,二者其气急疾坚劲,故非缓心和人,不可服此二者。夫热气慓悍,药气亦然,二者相遇,恐内伤脾。注曰:膏,谓油腻肥脂也。粱,粮米也。芳草,谓芳美之味也。芳,香美也。悍,利也。坚,固也。劲,硬也。慓,疾也。盖服膏粱、芳草、石药,则热气坚劲疾利,而为热中消中,发为癫狂之疾,夫岂癫为重阴者欤!詈,言为心之声也,骂詈,言之恶也。夫水数一,道近而善,火数二,道远而恶。水者内清明而外不彰,器之方员,物之气味,五臭五色,从而不违,静顺信平,润下而善利万物,涤洗浊秽,以为清静,故上善若水,水火相反,则下愚如火也。火者外明耀而内烦浊,燔炳万物,为赤为热,为苦为焦,以从其己,躁乱参差,炎上而烈,害万物,熏燎鲜明,以为昏昧。水生于金,而复润母燥,火生于木,而反害母形,故《易》曰:润万物者,莫润乎水。又言,离火为戈兵。故火上有水制之,则为既济,水在火下,不能制火,为未济也,是知水善火恶。而今病阳盛阴虚则水弱，火强制金，金不能平木，而善去恶发，骂詈不避亲疏，喜笑恚怒而狂，本火热之所生也。平人怒骂亦同。或本心喜而无怒，以为戏弄之骂，亦心火之用也。故怒骂者，亦因心喜骂于人也。怒而恶发可嗔者，内心喜欲，怒于人也。

惊骇，骇，惊愕也。君火义同。胕肿，热胜肉，而阳气郁滞故也。疼酸，酸疼也，由火实制金，金不能平木，则木旺而为兼化，故为酸痛也。

气逆冲上，火气炎上故也。禁栗，如丧神守，栗，战栗也，禁，冷也，又义见君火化中，俗作噤，如丧神守者，神能御形，而反禁栗，则如丧失保守形体之神也。

嚏，鼻中因痒而气喷作于声也。鼻为肺窍，痒为火化，心火邪热，干于阳明，发于鼻而痒，则嚏也。或故以物扰之，痒而嚏者，扰痒属火故也。或视日而嚏者，由目为五脏神华，太阳真火晃耀于目，则心神躁乱而发热于上，则鼻中痒而嚏也。伤寒病，再经，衰而或嚏者，由火热已退，而虚热为痒，痒发之鼻，则嚏也。或风热上攻，头鼻壅滞，脉浮而无他证者，内药鼻中，得嚏则壅滞开通而愈也。或有痛处，因嚏而痛甚不可忍者，因嚏之气攻冲结痛，而不得通利故也。呕，疮疡，君火同化。喉痹，痹，不仁也，俗作闭，犹闭塞也，火主肿胀，故热客上焦，而咽嗌肿胀也。

耳鸣,有声,非妄闻也。耳为肾窍,交会手太阳、少阳、足厥阴、少阴、少阳之经,若水虚火实,而热气上甚,客其经络,冲于耳中,则鼓其听户,随其脉气微甚,而作诸音声也,经言阳气上甚而跃,故耳鸣也。声之为病,俗医率以慓悍燥烈之药治之,往往谓肾水虚冷故也。夫岂知水火之阴阳,心肾之寒热,荣卫之盛衰,犹权衡也,一上则必一下,是故高者抑之,下者举之,此平治之道也。夫心火本热,虚则寒矣,肾水本寒,衰则热矣,肾水既少,岂能反为寒病耶!经言:足少阴肾水虚,则腹满身重,濡泻,疮疡流水,腰股痛发,腘腨股膝不便,烦冤,足痿清厥,意不乐,大便难,善恐心惕,如人将捕,口苦舌干咽肿,上气,嗌干及痛,烦心心痛,黄疸,肠澼下血,脊臀股内后廉痛,痿厥,嗜卧,足下热而痛,以此见肾虚为病,皆是热证。经又曰:有所远行劳倦,逢大热而渴,渴则阳气内伐,内伐则热舍于肾。肾者,水脏也,骨枯而髓虚,故发骨痿。注言:阳气内伐,谓伐腹中之阴气也。水不胜火,以热舍于肾中也。经又曰:骨痿者,生于大热也。又曰:肾热者,色黑而齿槁。凡色黑齿槁之人,证必身瘦而耳焦也。所以然者,水虚则火实而热,亢极则害,承乃制,故反兼水之黑也。肾水衰少,不能润泽,故黑干焦槁也,齿耳属肾故甚也。如疮疡热极无液,则肉干焦而色黑也。然则水衰为热明矣,岂可反言寒耶！故《仙经》以息为六字之气,应于三阴三阳、脏腑之六气,实则行其本化之字泻之,衰则行其胜己之字泻之,是为杀其鬼贼也。所谓六字之气者,肝呼、心呵、相火唏、脾呼、肺呬、肾本吹也。故吹去肾寒则生热,呵去心热则生寒。故曰春不呼,夏不呬,秋不吁,冬不呵。四时常有唏,谓三焦无不足,八节不得吹,谓肾状难得实。然以吹验之,吹去肾水寒气,则阳热暴甚,而目瞑昏眩,虚为热证明矣,岂可反言肾虚为冷,而以热药养水耶！况水少不能胜火,又服热药,宁无损欤！经言以寒治热,谓寒养水而泻火,以热治寒,谓热助火而耗水也。经虽或言以热治热,谓病气热甚,能与寒药交争,而寒药难下,故反热服,顺其病热,热气既消,寒性乃发,则病热除愈,如承气汤寒药,反以热服之类是也。伤寒同法。经曰寒因热用,热因寒用,亦是治热类也。故治病之道,泻实补衰,平而已矣。或谓病热火,实水虚,反言肾虚为冷,心迷正理,不敢用对证寒药,误以食前服其助阳热药,欲令下部水胜,退上焦心火,食后兼服微凉之药,而退火热,岂知十益不足一损也。病本热而无寒,又得热药,则病热转甚,食后虽服大寒之药,亦难解其势之甚也,况以微凉乎！岂不详热药证中,止言治寒助热,安有养水泻火之言哉！经言五脏以平为期，及夫一法，无问五脏生克盛衰，一概言热为实，寒为虚者，通言阳气之盛衰也。假令下部寒者，谓下焦火气之虚也，故以热药补之，非助肾水之药尔，由水虚不能反为寒也。凡诸疾之所起也，不必脏腑兴衰，变动相乘而病，但乘内外诸邪所伤，即成病矣。大凡治病，必求所在。病在上者治其上，病在下者治其下，中外脏腑经络皆然。病气热则除其热，寒则退其寒，六气同法。泻实补虚，除邪养正，平则守常，医之道也，岂可见病已热，而反用热药，复言养水而胜心火者！可谓道在迩而求诸远，事在易而求诸难，深可戒哉！所以或言肾虚而下部冷者，非谓肾水虚也。所谓肾有两枚，经曰：七节之傍，中有小心，杨上善注《太素》曰：人之脊骨，有二十一节，从下第七节之傍，左者为肾，右者为命门，命门者，小心也。《难经》言：心之源，出于大陵，然大陵穴者，属手厥阴包络相火，小心之经也，《玄珠》言刺大陵穴曰：此泻相火小心之原也。然则右肾命门为小心，乃手厥阴相火包络之脏也。《仙经》曰：先生右肾则为男，先生左肾则为女，谓男为阳火，女为阴水故也。或言女子左肾为命门者，误也。《难经》止言右肾为命门，男子以藏精，女子以系胞，岂相反也！然右肾命门小心，为手厥阴胞络之脏，故与手少阳三焦合为表里，神脉同出，现于右尺也。二经俱是相火，相行君命，故曰命门尔！故《仙经》曰：心为君火，肾为相火，是言右肾属火而不属水也，是以右肾火气虚，则为病寒也。君相虽为二火，论其五行之气，则一于为热也。夫五行之理，阴中有阳，阳中有阴，孤阴不长，独阳不成。但有一物，全备五行，递相济养，是谓和平，交互克伐，是谓盛衰，变乱失常，灾害由生。是以水少火多，为阳实阴虚，而为病热也，水多火少，为阴实阳虚，而病寒也，故俗以热药，欲养肾水，胜退心火者，岂不误欤！至如或因恣欲而即病，或因久忧而成病者，俗以为元气虚损而病寒者，皆误也。然所谓动乱劳伤，乃为阳火之化，神狂气乱，而为病热者多矣，故经言消瘅热中，及夫热病，阴阳变易，房劳之病证也。所以热病未复及大醉以不禁入房，而为祸甚速者，阳热易为暴甚故也。夫太乙天真元气，非阴非阳非寒非热也，是以精中生气，气中生神，神能御其形也，由是精为神之本。形体之充固，则众邪难伤，衰则诸疾易染，何止言元气虚而为寒尔！故老人之气衰，多病头目昏眩，耳鸣或聋，上气喘咳，涎唾稠粘，口苦舌干，咽嗌不利，支体焦痿，筋脉拘捲，中外燥涩，便溺闭结，此皆阴虚阳实之热证也。俗悉言老弱为虚冷而无热也，纵见热证，谁云少水不胜多火，而反言肾水虚则为寒，此乃举世受误之由也。

但须临时识其阴阳虚实，则无横夭之冤，慎不可妄以热药养其真气，则真气何由生也。故《西山记》曰：饵之金石，当有速亡之患。《内经》言：石药发癫狂，热甚之所生也。或欲以温药平补者，经言积温成热，则变生热疾，故温药不可妄服也。夫养真气之法，饮食有节，起居有常，不妄作劳，无令损害，阴阳和平，自有益矣。《仙经》虽有服饵之说，非其人不可也，况乎齐于气味平和无毒之物，但以调其气尔！真修道者，以内事为功，外事为行，非服饵而望成于道也。故《仙经》又曰：服饵不备五味四气，而偏食之，久则腑脏偏倾，而生其病矣，然则岂可误服热药，而求其益！所谓聋者，由水衰火实，热郁于上，而使听户玄府壅塞，神气不得通泄也。其所验者，《仙经》言：双手闭耳如鼓音，是谓鸣天鼓也。由脉气流行，而闭之于耳，气不得泄，冲鼓耳中，故闻之也。或有壅滞，则天鼓微闻，天鼓无闻，则听户玄府闭绝，而耳聋无所闻也。故一法含浸针砂酒，以磁石附耳，欲导其气，令通泄也。或问曰：聋既为热，或服干蝎、生姜、附子、醇酒之类辛热之物，而或愈者，何也？答曰：欲以开发玄府，而令耳中郁滞通泄也。故《养生方》言：药中其效，则如闻百攒乐音岳。音，由阳气开冲耳中也。凡治聋者，适其所宜，若热证已退，而聋不已者，当以辛热发之，三两服不愈者,则不可久服,恐热极而成他病耳!若聋有热证相兼者,宜以退风散热凉药调之,热退结散而愈。然聋甚闭绝,亦为难矣,慎不可攻之过极,反伤正气。若非其病,不可服其药,饮食同法。当所宜者过度,则反伤正气,病已则止药。欲求不病无损而已矣。故经云:大毒治病,十去其六,常毒治病,十去其七,小毒治病,十去其八,无毒治病,十去其九,谷肉果菜,食养尽之,勿令过度,反伤其正。不尽,复行其法。故曰:必先岁气,无伐天和,无实实,无虚虚,而遗天殃,无致邪,无失正,绝人长命。帝曰:其病久者,有气从而不康,病去而瘠,奈何?岐伯曰:昭乎哉圣人之问也!化不可代,时不可违,夫经络以通,气血以从,复其不足,与众齐同,养之和之,静以待时,谨守其气,无使倾移,其形乃彰,其气以长,命曰圣王。故《大要》曰:无代化,无违时,必养必和,待其来复,此之谓也。

呕涌溢,食不下,火气炎上,胃膈热甚,则传化失常故也。

目昧_{莫贝切}。不明,目赤肿痛,翳膜眦疡,皆为热也。及目瞑,俗谓之眼黑,亦为热也。或平白目无所见者,热气郁之甚也。或言目昧为肝肾虚冷者,误也。是以妄谓肝主于目,肾主瞳子,故妄言目昧为虚而冷也。

然肾水，冬阴也，虚则当热，肝木，春阳也，虚则当凉，肾阴肝阳，岂能同虚而为冷者欤！或通言肝肾之中，阴实阳虚，而无由目昧也。俗妄谓肝肾之气衰少，而不能至于目也，不知经言热甚目瞑眼黑也，岂由寒尔！又如仲景言：伤寒病，热极则不识人，乃目盲也。《正理》曰：由热甚怫郁于目，而致之然也。然皮肤之汗孔者，谓泄气液之孔窍也，一名气门，谓气之门也，一名腠理者，谓气液出行之腠道纹理也，一名鬼门者，谓幽冥之门也，一名玄府者，谓玄微府也。然玄府者，无物不有，人之脏腑皮毛肌肉筋膜骨髓爪牙，至于世之万物，尽皆有之，乃气出入升降之道路门户也。夫气者，形之主，神之母，三才之本，万物之元，道之变也，故元阳子解《清静经》曰：大道无形。非气不足以长养万物，由是气化则物生，气变则物易，气甚即物壮，气弱即物衰，气正即物和，气乱即物病，气绝即物死。经曰：出入废则神机化灭，升降息则气立孤危，故非出入则无以生长壮老已，非升降则无以生长化收藏，是以升降出入，无器不有。人之眼耳鼻舌身意神识能为用者，皆由升降出入之通利也。有所闭塞者，不能为用也。若目无所见，耳无所闻，鼻不闻臭，舌不知味，筋痿骨痹，齿腐，毛发堕落，皮肤不仁，肠不能渗泄者，悉由热气怫郁，玄府闭密，而致气液血脉营卫精神不能升降出入故也，各随郁结微甚，而察病之轻重也。故知热郁于目，无所见也。故目微昏者，至近则转难辩物，由目之玄府闭小，如隔缣视物之象也。或视如蝇翼者，玄府有所闭合者也。或目昏而见黑花者，由热气甚而发之于目，亢则害，承乃制，而反出其泣，气液眯之，以其至近，故虽视而亦见如黑花也。及冲风泣而目暗者，由热甚而水化制之也。故经言：厥则目无所见。夫人厥则阳气并于上，阴气并于下，阳气并于上，则火独光也，阴气并于下，则足寒，足寒则胀也。夫一水不胜五火，故目视盲。是以冲风泣下而不止，夫风之中于目也。阳气内守于精，是火气燔目，故见风泣下。

暴注，卒泻。君火义同。

瞤瘛，惕跳动也。火主动，故夏热则脉洪大而长，瞤瘛之象也。况脉者，心火之所养也。

暴病暴死，火性急速故也。斯由平日衣服饮食，安处动止，精魂神志，性情好恶，不循其宜，而失其常，久则气变盛衰，而为病也。或心火暴甚，而肾水衰弱，不能制之，热气怫郁，心神昏冒，则筋骨不用，卒倒而无所知，是为僵仆也。甚则水化制火，热甚而生涎，至极则死。微则发过如故。至微者，但眩瞑而已，俗云暗风，由火甚制金，不能平木，故风木自甚也。或风热甚而筋惕瘛疭，僵仆，口出涎沫，俗云风痫病也。欲知病有兼风者，阴阳变化之道也。故阴阳相搏，刚柔相摩，五行相错，六气相荡，变而为病，则无穷矣。大法，我子能制鬼贼，则己当自实，而与子同为病者，不必皆然，由乎六气阴阳同异不等故也。故经曰：风热火，同阳也，寒燥湿，同阴也。又，燥湿，小异也，然燥金虽属秋阴而异于寒湿，故反同其风热也。故火热胜，金衰而风生，则风能胜湿，热能耗液而反燥，阳实阴虚，则风热胜于水湿，而为燥也。凡人风病，多因热甚，而风燥者，为其兼化，以热为其主也。俗云风者，言末而忘其本也。所以中风瘫痪者，非谓肝木之风实甚而卒中也，亦非外中于风尔。由于将息失宜而心火暴甚，肾水虚衰不能制之，则阴虚阳实而热气怫郁，心神昏冒，筋骨不用，而卒倒无所知也。多因喜怒思悲恐之五志有所过极而卒中者，由五志过极，皆为热甚故也。若微，则但僵仆，气血流通，筋脉不挛缓者，发过如故。或热气太甚，郁结壅滞，气血不能宣通，阴气暴绝，则阳气后竭而死，俗谓中不过尔。或即不死，而偏枯者，由经络左右双行，而热甚郁结，气血不得宣通，郁极乃发，若一侧得通，则痞者痹而瘫痪也。其人已有怫热郁滞，而气血偏行，微甚不等，故经言汗出偏沮，令人偏枯。然汗偏不出者，由怫热郁结，气血壅滞故也。所谓肥人多中风者，盖人之肥瘦，由气血虚实使之然也。气为阳而主轻微，血为阴而主形体。故西方金北方水为阴而刚也,东方木南方火为阳而柔也。故血实气虚则肥,气实血虚则瘦,所以肥者能音奈。以下皆读作奈。寒不能热,瘦者能热不能寒。由寒则伤血,热则伤气,损其不足,则阴阳愈偏,故不能也。损其有余者,平调,是故能之矣。故瘦者腠理疏通而多汗泄,血液衰少而为燥热,故多为劳嗽之疾也。俗以为卒暴病甚而为热劳,徐久病微而为冷劳者,是以迟缓为言,而病非冷也。识其证候,为热明矣,但热有微甚而已。或言肥人多中风,由气虚,非也。所谓腠理致密而多郁滞,气血难以通利,若阳热又甚而郁结,故卒中也。故肥人反劳者,由暴然亡液,损血过极故也,瘦人反中风者,由暴然阳热太甚,而郁结不通故也。所谓中风口噤,筋脉紧急者,由阳热暴甚于内,亢则害,承乃制,津液涌溢,聚于胸膈,热燥以为痰涎。初虞世言:涎也,乃遍身之脂脉津液也。然阳实阴虚,而风热太甚,以胜水湿,因而成燥。肝主于筋,而风气自甚,又燥热加之,液还聚于胸膈,则筋太燥也。然燥金主于收敛,劲切紧涩,故为病筋脉劲强紧急而口噤也。夫破伤中风之由者,因疮热甚郁结,而营卫不得宣通,怫热因之遍体,故多发白痂。是时疮口闭塞,气难通泄,故阳热易为郁结而热甚,则生风也。不已,则表传于里。亦由面首触冒寒邪,而怫热郁甚,周身似为伤寒之疾，不解则表传于里者也。但有风热微甚兼化，故殊异矣。大法，破伤中风，风热燥甚，怫郁在表，而里气尚平者，善伸数欠，筋脉拘急，或时恶寒，或筋惕而搐，脉浮数而弦也，宜以辛热治风之药，开冲结滞，营卫宣通而愈，犹伤寒表热怫郁，而以麻黄汤辛热发散者也。凡用辛热开冲风热结滞，或以寒药佐之犹良，免致药不中病而风热转甚也，犹《伤寒论》热药发之不中效，则热转甚也。故夏热用麻黄、桂枝汤类热药发表，须加寒药，不然则热甚发黄或斑出矣。故发表诸方，佐以黄芩、石膏、知母、柴胡、地黄、芍药、栀子、茵陈、葱白、豆豉之类寒药，消息用之。如世以甘草、滑石、葱、豉寒药发散，甚妙！是以甘草甘能缓急，湿能润燥，滑石淡能利窍，滑能通利，葱辛甘微寒，豉咸寒润燥，皆散结缓急、润燥除热之物。因热服之，因热而玄府郁结宣通，而怫郁无由再作。病势虽甚，而不得顿愈者，亦获小效，而无加害尔。此方散结，无问上下中外，但有益而无损矣。散结之方，何必辛热而已耶！若破伤中风，表不已而渐入于里，则病势渐甚。若里未太甚，而脉在肌肉者，宜以退风热、开郁滞之寒药调之，或以微加治风辛热，亦得以意消息，不可妄也。此犹伤寒，病势半在表半在里，而以小柴胡汤和解之也。若里势已甚，而舌强口噤，项背反张，惊搐惕搦，涎唾稠粘，胸腹满塞，而或便溺闷结，或时汗出，脉洪数而弦也。然汗出者，由风热郁甚于里，而表热稍罢，则腠理疏泄，而心火热甚，故汗出也。大法，风热怫郁，因汗当解，今不解者，若里热出之于表，因汗而结散热去，则气和而愈也，今风热郁甚于里，而非出之于表，故虽汗泄而热不退，则不能解也。犹阳明证，热甚于里，而日晡潮热，大汗虽出，热不退而不能解也，故当大承气汤下之其里热也，是以亢则害，承乃制。而今火热极甚，筋劲急而口噤尔，风热加之，故惊而搐也。风热燥并郁甚于里，故烦满而或闷结也。法宜除风散结，寒药下之，以使郁滞流通，而后以退风热、开结滞之寒药调之，而热退结散，则风自愈矣。呜呼！俗医所治破伤中风，不明浅深，但以辛热燥药，任其天命而已！若始觉风热郁结于表，而里尚平，未传也，或以寒物佐之亦佳，如至宝丹。治风痹，虽用硫磺、钟乳、木香、桂心之类辛热，是亦能令开结也，佐以牛黄、脑子、苦参、芒硝之类寒物，以使结散而无复郁也，况至宝丹乃散风热郁闭之寒药也。凡治风热结滞，宜戒热药过甚。凡破伤中风，宜早令导引摩按。自不能者，令人以屈伸按摩挽之，使筋脉稍得舒缓，而气得通行，及频以橛斡牙关，勿令口噤不开，而粥药不能下也。及风痫之发作者，由热甚而风燥，为其兼化，涎溢胸膈，燥热而瘛疭昏冒僵仆也。或惊风者，亦由心火暴甚而制金,不能平木,故风火相抟,而昏冒惊悸潮搐也。凡此诸证,皆由热甚而生风燥,各有异者,由风热燥各微甚不等故也。所谓中风或筋缓者,因其风热胜湿而为燥,乃燥之甚也。然筋缓不收而痿痹,故诸腈郁病痿,皆属肺金,乃燥之化也。如秋深燥甚,则草木痿落而不收,病之象也。是以手得血而能握,足得血而能步,夫燥之为病,血液衰少也,而又气血不能通畅,故病然也。或云筋挛有力,则为实热,筋缓不收,则为虚寒者,或谓寒主收引,而热主舒缓,则筋挛为寒,筋缓为热者,皆误也。凡治诸风方,通言主疗筋脉挛缓,岂分寒热虚实之异耶,但有微甚而已。故诸筋挛,虽势恶而易愈也,诸筋缓者,难以平复,明可知也。或云中风为肝木实甚,则大忌脏腑脱泄,若脾胃土气虚损,则土受肝木鬼贼之邪,而当死也,当以温脾补胃,令其土实,肝木不能克,乃治未病之法也,所谓似是而非者也。或云脾为中州,而当温者,亦误也。所以寒暑燥湿风火之六气,应于十二经络脏腑也,以其本化,则能补之,相反之者,则能泄之。然脾胃土,本湿也,湿气自甚,则为积饮痞隔,或为肿满,以药燥去其湿,是谓泻其脾胃土之本也。或病燥热太甚,而脾胃干涸,成消渴者,土湿之气衰也,宜以寒湿之药,补阴泻阳,除热润燥,而土气得其平,是谓补其脾土之本也。故仲景言伤寒里热太甚,而胃中干涸烦渴者，急下之，救其胃气。方用甘草、大黄、芒硝大寒之药，谓之调胃承气汤者，达其至理也。所以阴阳异用，而寒湿同性，然土为阴，故异于风热燥也。土为万物之母，水为万物之元，故水土同在于下，而为万物之根本也。地干而无水湿之性，则万物根本不润，而枝叶衰矣。经言动物神机为根，在于中，故食入于胃，而脾为变磨，布化五味，以养五脏之气，而养荣百骸，固其根本，则胃中水谷润泽而已，亦不可水湿过与不及，犹地之旱涝也。故五脏六腑，四肢百骸，受气皆在于脾胃土湿润而已。经言积温成热，岂可以温药补于湿土也！温属春木，正以胜其土湿尔。或以脏腑，不分六气，而为假令之法，一概言阳气甚而热为实，阳气衰而寒为虚者，乃寒热阴阳之虚实，而非五行兴衰克伐之道也。然脏腑经络，不必本气兴衰而能为其病，六气互相干而病也。假令胃寒为虚冷者，是胃中阴水实而阳火虚也，当以温补胃中阳火之虚而退其阴水之实，非由胃土本虚而补其湿也。夫补泻脾胃之本者，燥其湿则为泻，润其燥则为补。今夫土本湿也，若阳实阴虚，风热胜其水湿，而成燥者，则为水湿衰也，可以退风散热，养液润燥，而救其已衰之阴湿。若反以温补，欲令脏腑而无壅塞，不亦妄谬之甚邪！或言中风由肾水虚冷者，误也。盖阴水既衰，则阳火自甚而热，岂能反为寒者耶？以证验之，则为热明矣。或云中风既为热甚，治法或用乌附之类热药，何也？答曰：欲令药气开通经络，使气血宣行，而无壅滞也。然亦以消风热、开结滞之类寒药佐之，可以制其药之热也。若服峻热药而热证转加者，不可服也。郁结不通，而强以攻之，则阴气暴绝而死矣。故诸方中，至宝、灵宝丹最为妙药。今详《本草》言至宝丹之药味，合而为一，乃寒药尔，灵宝丹虽用温热之味，而复用寒物制之，参而为一，亦平药也，况皆能散风壅，开结滞，而使气血宣通，怫热除而愈矣。此方虽有治风之热药，当临时消息，适其所宜，扶其不足，损其有余，慎不可以峻热攻闭，而反绝其已衰之阴气也。

燥 类

诸涩枯涸，干劲皴揭，皆属于燥。阳明燥金，乃肺与大肠之气也。

涩，物湿则滑泽，干则涩滞，燥湿相反故也。如遍身中外涩滞，皆属燥金之化，故秋脉溩、濇、涩也。或麻者，亦由涩也，由水液衰少而燥涩，气行壅滞，而不得滑泽通利，气强攻冲，而为麻也。如平人抑其手足，则气行之微，道路平着，乍以放之，则其气顿行之甚，而涩滞壅碍，不得通利，而脉亦犹鼓物之象也。其不欲动者，动则为阳，使气行之转甚，故转麻也。俗方治麻病多用乌附者，令气行之暴甚，以故转麻，因之冲开道路，以得通利，药气尽则平气通行，而麻愈也。然六气不必一气独为病，气有相兼，若亡液为燥，或麻无热证，即当此法，或风热胜湿为燥，因而病麻，则宜以退风散热、活血养液、润燥通气之凉药调之，则麻自愈也。治诸燥涩，悉如此法。

枯，不荣旺也，涸，无水液也，干，不滋润也，劲，不柔和也，春秋相反，燥湿不同故也。大法，身表热为热在表，渴饮水为热在里，身热饮水，表里俱有热，身凉不渴，表里俱无热。经所以不取水化渴者，谓渴非特为热，如病寒吐利，亡液过极，则亦燥而渴也，虽病风热，而液尚未衰，则亦不渴，岂可止言渴为热而否为寒也！夫燥渴之为病也，多兼于热，故《易》曰：燥万物者，莫熯于火，今言渴为燥，则亦备矣。如大法，身凉不渴，为表里俱无热，故不言为寒也，谓表里微热，则亦有身不热而不渴者，不亦宜乎！

皴揭，皮肤启裂也。乾为天，而为燥金，坤为地，而为湿土，天地相反，燥湿异用，故燥金主紧敛，所以秋脉紧细而微，湿土主于纵缓，所以六月其脉缓大而长也。如地湿则纵缓滑泽，干则紧敛燥涩，皴揭之理，明可见焉。俗云皴揭为风者，由风能胜湿而为燥也。经言：厥阴所至，为风府，为璺启，由风胜湿而为燥也。所谓寒月甚而暑月衰者，由寒能收敛，腠理闭密，无汗而燥，故病甚也，热则皮肤纵缓，腠理疏通而汗润，故病衰也。或以水湿皮肤，而反喜皴揭者，水湿自招风寒故也。

寒 类

诸病上下所出水液，澄彻清冷，癥瘕癫疝，坚痞腹满急痛，下利清白，食已不饥，吐利腥秽，屈伸不便，厥逆禁固，皆属于寒。足太阳寒水，乃肾与膀胱之气也。

澄彻清冷，湛而不浑浊也。水体清净，而其气寒冷，故水谷不化，而吐利清冷。水液为病，寒也，如天气寒，则浊水自澄清也。

癥，腹中坚硬，按之应手，谓之癥也。《圣惠方》谓：癥犹征也。然水体柔顺，而今反坚硬如地，亢则害，承乃制也。故病湿过极则为痓，反兼风化制之也，风病过极则反燥，筋脉劲急，反兼金化制之也，病燥过极则烦渴，反兼火化制之也，病热过极而反出五液，或为战栗恶寒，反兼水化制之也。其为治者，但当泻其过甚之气，以为病本，不可反误治其兼化也。然而兼化者，乃天机造化，抑高之道，虽在渺冥恍惚之间，而有自然之理，亦非显形而有气也，病虽为邪，而造化之道，在其中矣。夫五行之理，甚而无以制之，则造化息矣。如春木旺而多风，风大则反凉，是反兼金化制其木也，大凉之下，天气反温，乃火化承于金也。夏火热极而体反出液，是反兼水化制其火也，因而湿蒸云雨，乃土化承于水也。雨湿过极而兼烈风，乃木化制其土也，飘骤之下，秋气反凉，乃金化承于木也。凉极而万物反燥，乃火化制其金也，因而以为冬寒，乃水化承于火也。寒极则水凝如地，乃土化制其水也，凝冻极而起东风，乃木化承土而周岁也。凡不明病之标本者，由未知此变化之道也。瘕，腹中虽硬，而忽聚忽散，无有常准。故《圣惠方》云：瘕，犹假也，以其病瘕未成癥也。经注曰：血不流而寒薄，故血内凝而成瘕也。一云腹内结病也。经曰：小肠移热于大肠，为虙瘕，为沉。注曰：小肠热已移入大肠，两热相抟，则血溢而为伏瘕也。血涩不利，则月事沉滞而不行，故云虙瘕为沉。虙与伏同。瘕，一为疝，传写误也。然则经言瘕病亦有热者也，或阳气郁结，怫热壅滞，而坚硬不消者，非寒癥瘕也，宜以脉证别之。癞疝，少腹控卵，肿极绞痛也，寒主拘缩故也。寒极而土化制之，故肿满也。经言丈夫㿗疝,谓阴器连少腹急痛也。故言妇人少腹肿,皆肝足厥阴之脉也。经注曰:寒气聚而为疝也。又,按《难经》言:五脏皆有疝,但脉急也。注言:脉急者,寒之象也。然寒则脉当短小而迟,今言急者,非急数而洪也,由紧脉主痛,急为痛甚,病寒虽急,亦短小也,所以有痛而脉紧急者。脉为心之所养也,凡六气为痛,则心神不宁,而紧急不得舒缓,故脉亦从之而现也。欲知何气为其痛者,适其紧急相兼之脉,而可知也。如紧急洪数,则为热痛之类也。又,经言:脾传之肾,名曰疝瘕,少腹烦冤而痛,出白蛊。注言:少腹痛,溲出白液也。一作客热内结,销烁脂肉,如虫之食,故名白虫也。然经之复言热为疝瘕,则亦不可止言为寒,当以脉证别之。

坚痞腹满急痛,寒主拘缩,故急痛也,寒极则血脉凝冱,而反兼土化制之,故坚痞而腹满也。或热郁于内而腹满结痛者,不可言寒也。

下利清白,水寒则清净明白也。

食已不饥,胃热则消谷善饥,故病寒则食虽已而不饥也,胃膈润泽而无燥热故也。或邪热不杀谷,而腹热胀满,虽数日不食,而不饥者,不可言为寒也。由阳热太甚而郁结,传化失常,故虽不食而亦不饥也。亦犹热病虽甚,而无困倦,病愈而始困无力,由实热之气去也。

吐利腥秽,肠胃寒而传化失常,我子能制鬼贼,则己当自实,故寒胜火衰金旺,而吐利腥秽也。腥者,金之臭也,由是热则吐利酸臭,寒则吐利腥秽也。亦犹饭浆,热则易酸,寒则水腥也。

屈伸不便,厥逆禁固,阴水主于清净,故病寒则四肢逆冷而禁止坚固,舒卷不便利也。故冬脉沉短以敦,病之像也。或病寒尚微,而未至于厥逆者,不可反言为热,或热甚而成阳厥者,不可反以为寒也。然阴厥者,元病脉候,皆为阴证,身凉不渴,脉迟细而微,未尝见于阳证也。其阳厥者,元病证候,皆为阳证,热极而反厥,时复反温,虽厥而亦烦渴谵妄身热而脉数也。若阳厥极深,而至于身冷,反现阴脉,微欲绝者,此为热极而欲死也。俗皆妄谓变成阴病,且曰阴阳寒热反变而不可测也,仍取阳主于生、阴主于死之说,急以火艾热药温其表里,助其阳气,十无一生。俗因之,以为必死之证,致使举世大惧阴证。而疑似阴者,急以温之,唯恐救之不及,而反招暴祸,岂知热病之将死者,鲜有逃于此证也。殊不知一阴一阳之谓道,偏阴偏阳之谓疾,阴阳以平为和,而偏为疾,万物皆以负阴抱阳而生,故孤阴不长,独阳不成。阳气极甚而阴气极衰,则阳气怫郁,阴阳偏倾而不能宣行,则阳气蓄聚于内而不能营运于四肢，则手足厥冷，谓之阳厥。故仲景曰：热深则厥亦深，热微则厥亦微。又曰：厥当下之，下后厥愈，为以除其里之热也。故病热甚则厥，又以失下，则热甚而反为阴证，非反变为寒病尔。夫病之传变者，谓中外、上下、经络、脏腑，部分而传受，为病之邪气也，非寒热阴阳之反变也。法曰：阴阳平则和，偏则病。假令阳实阴虚，为病热也，若果变而为寒，则此之热气退去，寒欲生时，阴阳平而当愈也，岂能反变之为寒病欤！然虽疟论言阴胜则寒、阳胜则热者，谓里气与邪热并之于表，则为阳胜而发热也，表气与邪气并之于里，则为阴胜而寒栗也。由表气虚而里气热，亢则害，承乃制，故反战栗也，大抵本热，非病寒也。或伤寒病寒热往来者，由邪热在表而浅，邪恶其正，故恶寒也，邪热在里而深，邪甚无畏，物恶其极，故不恶寒而反恶热也，表里进退不已，故为寒热往来也。此气不并于表里，故异于疟而寒热微也。皆热传于表里之阴阳，而非病气寒热之阴阳反变也。或病热而寒攻过极，阳气损虚，阴气暴甚，而反寒者，虽亦有之，因药过度而致之，非自然寒热之反变也。夫六气变乱而为病者，乃相兼而同为病，风热燥同，多兼化也，寒湿性同，多兼化也。性异而兼化者有之，亦已鲜矣。或制甚而兼化者，乃虚像也。如火热甚而水化制之，反为战栗者，大抵热甚，而非有寒气之类也，故渴为热在里，而寒战反渴引饮也。又如以火炼金，热极而反化为水，虽化为水，止为热极而为金汁，实非寒丹也。或燥热太甚而肠胃郁结，饮冷过多而痞膈不通，留饮不能传化，浸润而寒极，蓄于胃中。燥热太甚，郁于胸腹而䐜胀满，烦渴不已，反令胃膈冷痛，呕哕浆水，而水浆难下。欲止其渴，而强饮于水，则满痛呕哕转甚，而渴亦不止，不强饮之，则烦渴不可以忍，令人烦冤闷绝，而但欲死。若误治之，即死，不治亦为难已。每用大承气汤热服，下咽而肠胃郁结痞膈即得宣通，而留饮传化浸润，则寒湿散去，肠胃之外，得其润泽，热退而烦渴满痛呕哕遂止，须臾得利而已矣。然而病诸气者，必有所因，病本热而变为寒者，实亦鲜矣。大凡阳实则脉当实数而身烦渴，热甚则为阳厥，至极则身冷脉微而似阴证，以至脉绝而死，故阳证现阴脉者死，谓其脉近乎绝也。病虽热甚而不已，则必须厥冷而脉微，以至身冷脉绝而死矣。或病本热势太甚，或按法治之不已者，或失其寒药调治，或因失下，或误服热药，或误熨音运。烙熏灸，以使热极而为阳厥者，以承气汤之类寒药下之，热退而气得宣通，则厥愈矣。慎不可用银粉、巴豆性热大毒丸药下之，则反耗阴气而衰竭津液，使燥热转甚，而为懊憹喘满，结胸腹痛，下利不止，血溢血泄，或为淋闭发黄，惊狂谵妄，诸热变证，不可胜举。由此为破癥瘕坚积之药，非下热养阴之药也！古人谓，治伤寒热病，若用银粉、巴豆之类丸药下之，则如刀剑刃人也。及尝有阳厥而尚不下，以至身冷脉微而似阴证，反误以热药投之，病势转甚，身冷脉微而欲绝，唯心胸微暖，昏冒不知人事，而不能言，主病者或欲以暖药急救其阳，恐阳气绝而死也。答曰：此因势极失下，反又温补而致之，若又以热药助其阳气，则阴气暴绝，阳气亦竭而死，何由生也！或又曰：何不急下之？答曰：此阳胜伐阴，而阴欲先绝，则阳亦将竭矣，于此时而下之，则阴阳俱绝，而立死矣。不救亦死，但及于期则缓而救之，则当以寒药养阴退阳，但不令转泻，若得阴气渐生，则可救也。宜用凉膈散，一服则阴气渐生。何以知之？盖以候其心胸温暖渐多，而脉渐生尔。终日三服，其脉生。至沉数而实，身表复暖，而唯厥逆，与水善饮，有时应人之问，谵妄而舌强难言，方以调胃承气汤下之，获汗而愈。所谓寒药反能生脉，而令身暖者，由阳实阴衰，欲至于死，身冷脉微，今以寒药养阴退阳，而复不至于死故也。

大凡治病，必先明其标本。标，上首也，本，根元也。故经言先病为本，后病为标。标本相传，先以治其急者。又言六气为本，三阴三阳为标，故病气为本，受病经络脏腑,谓之标也。夫标本微甚,治之逆从,不可不通也。故经言知逆与从,正行无问,明知标本,万举万当,不知标本,是谓妄行。阴阳之逆从标本,之谓道也,斯其理欤?